大災害と子どもの心

どう向き合い支えるか

冨永 良喜

岩波ブックレット No. 829

はじめに

近年、大きな災害が毎年どこかで起きています。地球が地震の活動期に入ったことと、地球温暖化が気象変化をもたらしているためだといわれています。一九九五年一月一七日五時四六分、兵庫県南東部で直下型の地震が起き、六四三七人の命が奪われました。私は神戸から北へ四〇キロメートル離れた現職教員のための大学院大学に在職していました。避難所となった学校へ、学生たちと心のケアの活動にでかけました。

一九九七年には神戸児童連続殺傷事件が起き、私はスクールカウンセラーとして支援チームに加わり地域の小学校で活動しました。恐怖におびえる子どもたちと布ボールでキャッチボールをした後、次は「心のキャッチボールをしましょう」と言って、「ほっとすること」を表現してもらいました。また保護者を対象にグループ相談を行いました。災害や事件後の心のケアはチームで対応しなければなりません。被害を受けている人は多数で、その一人ひとりが受けている衝撃があまりに大きいからです。

阪神・淡路大震災当時に日本臨床心理士会の現地対策本部長を務めていた高橋哲さんや、災害や事件に巻き込まれた海外日本人学校での活動経験を持つ小澤康司さんらとチームを組んで活動をはじめました。それから現在まで、災害・事件が発生した時どう対応すればいいかについて、その地の臨床心理士をサポートする活動を続けてきました。私たちは海外で構築された災害・事件後の心理支援のモデルを参考にしながらも、支援する地域の人的資源や文化や宗教を尊重するプログラムを開発してきました。

そして、二〇一一年三月一一日一四時四六分にM（マグニチュード）9・0の地震が起き、約三〇分後東日本の太平洋沿岸六〇〇キロメートルにわたり津波が襲い、大きな被害をもたらしました。さらに原発事故により今もなお危機が続いているという、人類が経験したことのない事態が起こっています。この災害で被災された方への心のケア活動は、発災から数カ月間のみならず五年・一〇年・二〇年と長期にわたって必要です。

ショックを体験したとき心と体にどのような変化が起きどう対応すればいいのかを学ぶことを心理教育といいます。この大災害を契機に、日本でも日常のカリキュラムのなかに心の健康のための体験的な授業を制度化するべきではないでしょうか。西欧社会、さらには中国も道徳とは別に心理健康教育を科目として設定しています。そして、余震も含めその後の災害に備える防災教育も心の健康教育と一体にすすめなければなりません。突然の避難訓練はフラッシュバックなどの反応を引き起こすからです。

災害時のストレスだけでなく日常生活においても、例えばまた、試験や試合といったストレスをどう克服すればいいのか。けんかやいじめのストレスにどう対処すればいいのか。ストレスを自らコントロールする方法を学ぶストレスマネジメントを、どの学校でも行えるよう体制を整えなければなりません。

日本は先進国の中でも自殺者が多い国です。また、虐待の相談件数も年々増加しています。自殺や虐待のように、ストレスとうまく付き合えないことが原因となりうる深刻な事態を予防するためには、心理教育やストレスマネジメントを取り入れた学校教育が重要な役割を果たします。

本書では災害のあと、学校でどのように心のケアに取り組めば良いかを具体的に書いています。学校では、教師とスクールカウンセラーの連携による心理教育が必要です。授業例など、教師に向けた実践的な提案を含みますが、それによって示される考え方は、日常生活の中で心の健康を支えるためのヒントともなるものだと思いますので、教師やカウンセラーの方だけでなく、保護者や子どもと関わる地域の人にも読んでいただけたらと思います。

1章　「心のケア」についての考え方の変化

阪神・淡路大震災と心のケア

わが国では、一九九五年一月の阪神・淡路大震災を契機に、「心のケア」という言葉が、マスメディアを通して、一般の人たちに知られるようになりました。しかし、「心のケア」の大切さがマスメディアを通じて強調される一方、被災地に入った「心のケアチーム」や避難所に設置された「心のケア相談室」に被災された方が積極的に支援を求めることはほとんどありませんでした。

「心のケア」の「ケア」は「世話・配慮」という意味であるため、「心のケア」という用語は弱者に対する世話や配慮というイメージを抱かせるのでしょう。被災された方は、大切な家族の命が奪われ、家屋が破壊され、物理的・経済的には支援を必要とする存在であっても、「心まで世話をされる存在ではない」のです。だからといって、心理的支援が不要であるということではありません。「心のケア」という言葉は、被災された方への心理的支援を表現するのに適切な言葉ではないのかもしれません。しかし、わが国では、既に「心のケア」という言葉が周知されているため、言葉を変えるよりも、この言葉に心理的支援の本質的な意味を込めていくことのほうが得策であると思うようになりました。

阪神・淡路大震災の一カ月後から、私たちは避難所で体を動かしたり弛《ゆる》めたりすることによるケアである「リラックス動作法」の活動をはじめました。その頃になると、避難所で身体の疲れや不眠を訴える声が多くなっていたからです。避難所の管理者に「肩が凝る、眠れない、イライラする方は、「リラックス動作法」のコーナーへどうぞ！」とアナウンスしてもらいました。リラックス動作法のコーナーには、多くの方が集まりました。身体が楽になったり、「あれ(動作法)をしてもらって眠れるようになりました」と笑顔で話された後に、リラックスによって不安を吐露できるようになったからか、「毎日地の底に落ちていく夢をみます」とか「震災で弟を亡くしました」と語られる方がいました。子どもたちには、布ボール・画用紙とクレヨン・粘土・竹細工などを持っていき、学生ボランティアと避難所で遊びの活動をしました。ほとんどの子どもたちは、花や動物の親子など元気が湧いてくる絵を描きました。また、表情が硬く、一本のチューリップしか描かなかった子どもがボランティアのお姉さんとお話しするうちに、たくさんの花を描いて動物が楽しそうに踊っている絵を描くようになりました。

セルフケアが原点

災害は心と身体に大きな打撃をもたらします。図1は、縦軸が心身反応の強さ、横軸が時間の経過を示しています。直後は、本当のことだと感じられない、食べることができない、食べても吐いてしまう、眠れないといったことが起こります。そして少し安全が確保されてから、こわい夢を見る、突然思いだされて苦しい、などの心身反応が現れてきます。それらは自然な反応であり、人にはそれらの反応を収めていく自己回復力が備わっています。すなわち、「セルフケア」の力です。心のケアの本質は、他者が被災した方の心をケアするというよりも、被災された方自身が、傷ついた心を主体的に自分でケアできるように、他者がサポートすることです。すなわち、自らの回復力・自己治癒能力を最大限に引き出す「セルフケア」への支援が、心のケアです。ですから「セルフケア」が原点であり、セルフケアの視点のない「心のケア」はお節介にすぎません。

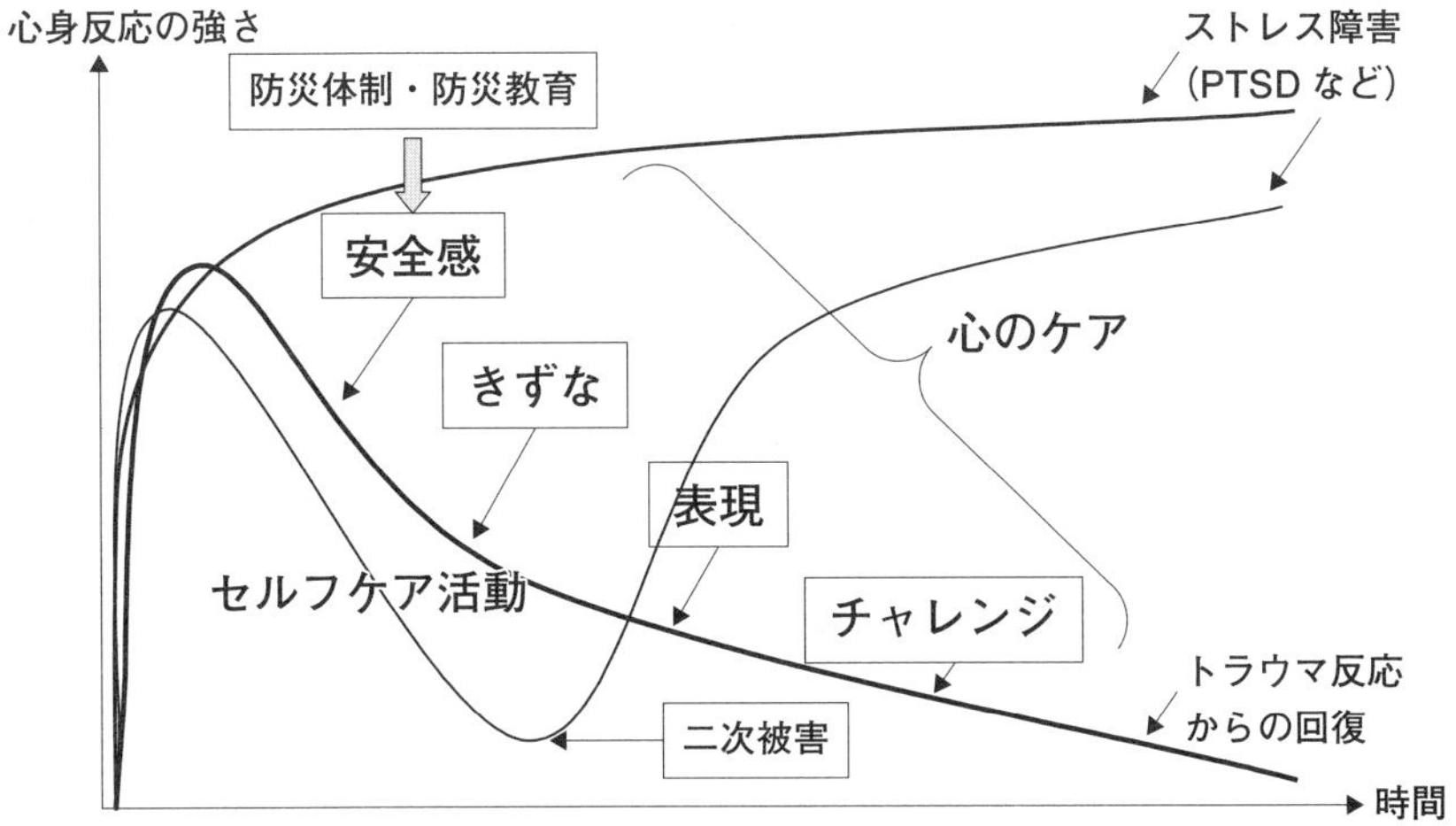

図１　セルフケアと心のケア

一方で、ある一定期間を経ても心身反応が軽減せず、日常生活を送ることが難しくなるときに、ＰＴＳＤ(Post Traumatic Stress Disorder　外傷後ストレス障害)と医師が診断します。ＰＴＳＤだけでなく、うつ・心身症・反社会的行動・自殺などをもたらしうるストレス障害も起こります。このように、同じ出来事に遭遇しても回復する人と障害に移行してしまう人に二極化してしまうのです。

では、回復する人とストレス障害に移行してしまう人と何が異なるのでしょう？　ストレス障害に結びつく要因がいくつかあります。代表的なものが、自責感情と強い回避反応です。「家族が助からなかったのは、自分が悪かったからだ」と心の中で絶えずつぶやくのが自責感です。回避反応とはツナミという言葉を聞くのも嫌、海に行くのも嫌になり、すでに危険が去っている安全な場所・言葉なども避け続けるというのが一例です。この自責感も強い回避反応も誰にでも起こりうる心身反応ですから、二極化の説明にはなっていません。なぜ、自責感を持ち続ける人とそうでない人にわかれるのか、強い回避反応が続く人とそうでない人にわかれるのかを説明しなければなりません。

ひとつ明らかになっているのは、被災体験を心の中に閉じ込め続けるか否かが回復を左右するということです。ただし、被災体験の表現をどう取り扱うか、世界的にもこの二〇年間に大きな考え方の変化がありました。一九九五年の阪神・淡路大震災当時には、被災体験を七二時間以内にできるだけはやく語り感情を吐き出させることが、PTSDを予防すると考えられていました。この手法は「ディブリーフィング」と呼ばれます。

これまでの「心のケア」の問題点

消防士などの救援者のストレス障害を予防するために、「ディブリーフィング」の手法は開発されました。一時は、災害事件後の被害者にも、ディブリーフィングを行うことが有効な心理的支援と考えられ、阪神・淡路大震災後には実施が推奨されました。しかし、ディブリーフィングは有効ではないとする研究が報告され、国連の「災害・紛争等緊急時における精神保健・心理社会的支援に関するIASCガイドライン」(IASC、二〇〇七)では「やってはいけないこと」と明示されるようになったのです。

ではなぜ、災害後早期に被災体験の表現を求めてはいけないのでしょうか? 災害直後は余震が続くなど安全が確保されていない状況です。安心感のない状況で被災体験の表現を強いると、強い心身反応を引き起こしてしまいます。また、災害は愛する人の喪失をもたらすことがあります。突然の喪失は「現実のことではない」といった否認や「何も感じられない」などの感覚の麻痺をもたらします。そのような状況では言葉にするということはできないのです。それと過覚醒というもう一つの心身反応がかかわっているからです。命を脅かされる経験をすると、人に限らず動物は、危機に対処しようと生理的興奮水準を高めます。心拍を速めて危機に立ち向かおうとします。そして危機が過ぎ去った後も興奮水準が下がらないのです。この過覚醒が感情のコントロールを難しくしてしまいます。そのため、災害後には、興奮や緊張をコントロールするリラックス法を身につけることが求められるのです。

東日本大震災で保健医療チームによって推奨されたガイドラインは、「サイコロジカル・ファーストエイド〔心理的応急法〕実施の手引き　第二版」（アメリカ国立PTSDセンターとアメリカ国立子どもトラウマティックストレス・ネットワークによって作成され、兵庫県こころのケアセンターが日本語版を作ったもの）でした。それは、「安全・安心」「情報収集」「ストレス反応とその対処」「紹介引き継ぎ」という項目から構成されています。このガイドラインは、被災者のセルフケアの力を最大限に引き出すための内容になっており、害を与えないという点において基本的に優れています。ところが、「被災者に近づき、活動をはじめる」というはじめの章に「自己紹介をし、話し掛けていいか尋ね、いま、すぐに必要なことを聞く」と記載されています。しかし、このガイドラインに沿ってれています。しかし、このガイドラインに沿って「心のケアチームです。なにか必要なことはありませんか？」と避難所の中を巡回してもアクセスする人は少ないのです。大切な人が亡くなった状況では、言葉を発することすら苦痛なのです。「お話をお聞きしますよ」という方法のみでは、被災された方は近づきにくいのです。実際、遠くからかけつけた「心のケアチーム」に、現地の保健師さんが「心のケアと言わないでください」と申し入れたことがあったそうです。

災害後の支援では、支援する側が支援メニューをわかりやすく提示しなければなりません。「子どもとこんなふうに遊びますよ（子ども遊び隊）」、「身体が凝ったり寝つかれないときのリラックス法をやってみませんか（リラックス隊）」、「お茶やコーヒーを飲んでゆっくりしませんか（茶話会）」

と具体的なメニューを示すことで、被災された方が選べるようになります。このことは、阪神・淡路大震災後の心のケア活動ですでにわかっていたことですが、国際的なガイドラインにはその記載がなかったのです。

また、このガイドラインには、ほかにも重要な項目が抜け落ちています。それは、防災教育と被災体験の表現についてです。大地震後には、大きな余震が頻発します。どうすれば、それらの脅威から身を守ることができるかを学ぶ防災教育が重要です。また、災害後リラックス法によりある程度感情のコントロールができ、また生活ができるようになったころから、被災体験の表現についての活動が重要になっていきます。そして、それは、被災体験を語り継ぐことにもつながっていきます。世界の自然災害被災者の九割を占めるアジアから、災害後の心のケアのあり方を発信する必要があります。では、私たちがどのように災害後の心のケアを展開してきたかを述べましょう。

これまでの支援体験が示すもの

子どもたちへの災害後の心のケアシステムは、二〇〇四年の台風二三号豪雨災害後の支援活動においてほぼ確立されていました。兵庫県豊岡市・洲本市教育委員会の企画で、一週間後に教師研修会が実施され、一カ月後に「災害後の心とからだのアンケート」と保護者研修会が実施されました。心とからだのアンケートと教師の日常の観察から、個別ケアを必要とする児童をリストアップし、保護者の了解を得て、スクールカウンセラーによる個別相談が実施されました。また、災害後に落ち着きがなくなったクラスを対象に、ストレスマネジメント授業を担任と共同で行いました。

兵庫県では事件や災害が生じた時は、スクールカウンセラーのスーパーバイザーを中心に危機対応チームが編成され、当該地域のスクールカウンセラーと連携を図ることになっています。台風二三号豪雨災害では被害が広域に渡ったことから、被災地のスクールカウンセラーのメーリングリストを立ち上げ、個人情報が流出しないよう工夫をしながら、各地での活動状況を共有しました。私は、被災した児童が三分の一いる小学校で強い不安を示す子どものカウンセリングや落ち着かないクラスでのストレスマネジメント授業を行いました。また、市教育委員会が企画した保護者への心のケア研修会の講師をチームメンバーの高橋さんと務めました。

教育委員会中心のケアシステムの流れは、次のようなものです。

一、教育委員会への心のケアの必要性の説明（災害から数日後）
二、当該教育委員会主催の教師向け心のケア研修会の開催（災害から一週間後）
三、被災地の地域の保護者への心のケア研修会の開催（災害から一カ月後、夜間に開催）
四、心とからだのストレスアンケート（災害から一カ月後）
五、スクールカウンセラーによる被災校でのカウンセリング活動（災害直後から数カ月）

このような災害後の心のケアシステムを携えて、インド洋大津波の被災地を訪問したのです。

海外での心のケア活動

二〇〇四年一二月二六日、インド洋大津波が発生し、津波による死者・行方不明者が二〇万人を超えるという大災害になりました。

ブリュッセルに本部がある世界教職員組合（Education International　ＥＩ）は、学校再建と子どものトラウマカウンセリングの二本柱で、被害が甚大であったスリランカとインドネシア・アチェの再建プロジェクトを発足させました。ＥＩは、地震被害の多い日本に子どもの心のケアについて知識の蓄積があるのではと、ＥＩの下部組織である日本教職員組合に派遣要請を行いました。兵庫県

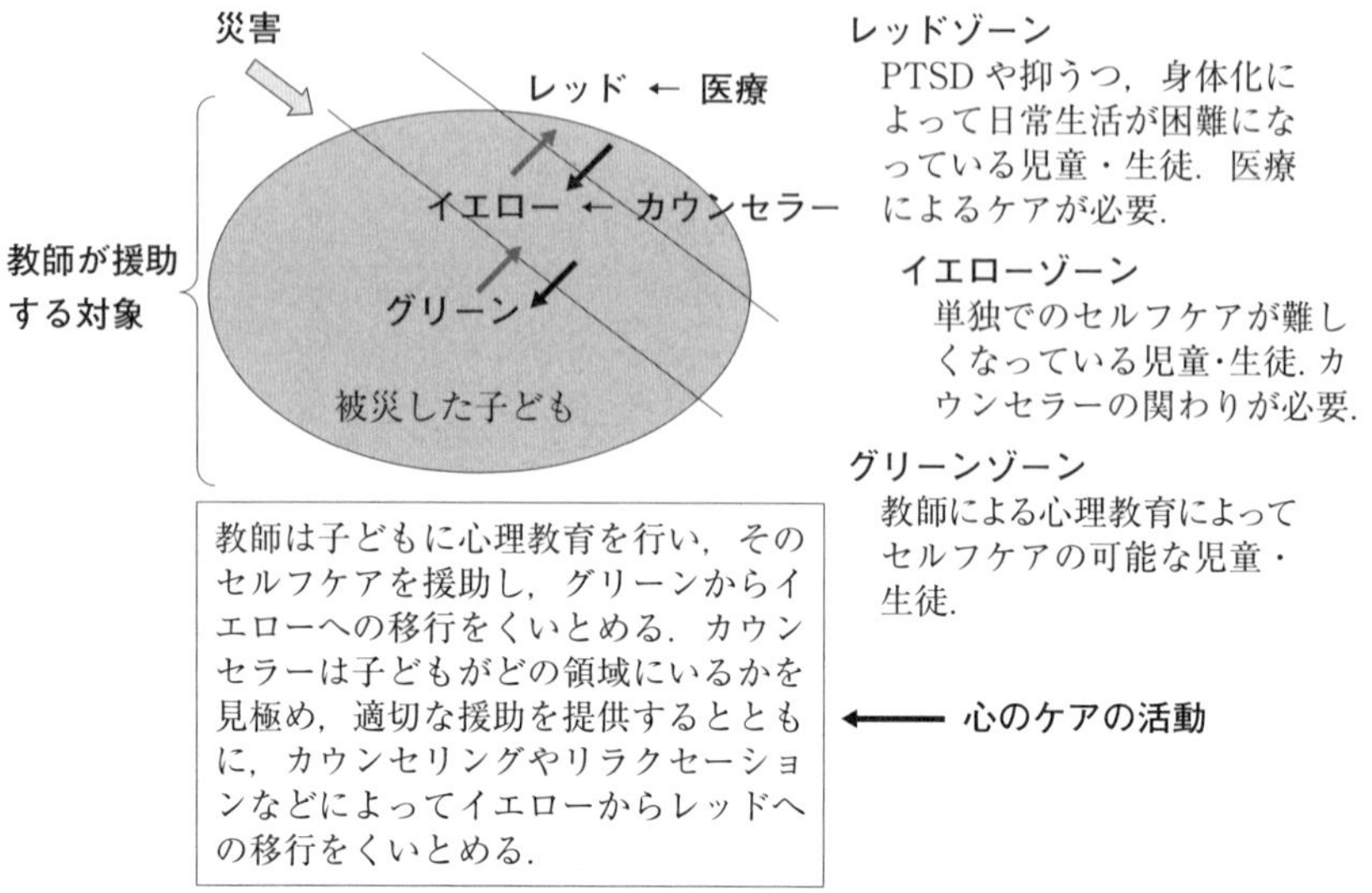

図2　災害後の教師・カウンセラーの役割

（高橋哲 2005. 6 スリランカにて作成）

教育委員会は、二〇〇〇年四月、阪神・淡路大震災後のさまざまな支援に報いるために、兵庫県教職員組合と共同で、教師と臨床心理士で構成する「震災・学校支援チーム(Emergency And Rescue Team by School staff in Hyogo EARTH)」を組織していたのです。海外での支援プロジェクトでは、まず事前調査が行われます。提供するプログラムが現地のニーズにあっているか、まず、現地の専門家と打ち合わせをするのです。インド洋大津波後の心のケアプロジェクトも、スリランカでの事前調査が二〇〇五年六月に行われました。事前調査会議で、スリランカのメンタルヘルスの専門家は、「PTSDのカウンセリングについては、国内にすでにノウハウがあるので海外からの支援は不要です」と言いました。それに対して、メンバーの一人である高橋哲さんは、教師がカウンセラーとどのように連携して、子どもの心のケアをすればよいかというプロジェクトを提供できる、と説明しました(図2参照)。すると、そのようなプロジェクトはこれまでないので、是非、支援してほしいという結論に至りました。

スリランカは、仏教徒が七割で、眠れない時の対処法も、瞑想や呼吸法など、私たちの方法と親和性がありました。一方、インドネシア・アチェは、九七％が厳格なイスラム教徒です。宗教と文化が私たちと大きく異なる中で、五日間という短期にどんな支援ができるのだろうと不安になりました。しかも、アチェの事前会議では、次々に壮絶な体験が語られました。「私の学校には四〇〇人の生徒がいましたが、残ったのは一九人です」、「母と子ども二人がツナミで亡くなりました。私もツナミにのまれて身体にその傷跡があります」、「家族全てを亡くしました。私は床を転げ回って泣きたかった。でも私は泣かなかった」と語りました。現地の大学の心理学者は、「涙を流すことが、心理学的に良いことはわかっているが、このアチェでは、良くないことだとする文化がある。海外から五〇〇以上のトラウマカウンセリングのNGOがやってきたが、ことごとく失敗するのを見てきました」と言いました。

この壮絶な体験を聞いて、私たちは、三つのことを心に誓いました。「その土地の宗教と文化を大切にしよう」、「現地で効果的な支援をしている人を支援しよう」、「継続してこの地を訪問しよう」です。

二〇〇八年五月一二日、中国四川省・汶川県を震源に地震が発生し、死者・行方不明者約九万人という甚大な被害をだしました。日本政府は、すぐさま国際緊急援助隊を被災地に派遣し、倒壊した家屋からの人命救助にあたりました。残念ながら、被災者を一人も救出することはできなかったのですが、亡くなった母子を囲んで黙禱を捧げる緊急援助隊員の写真は、中国のメディアで繰り返し流され、中国人民の心を動かしました。また、中国ではそれまでにも唐山地震など大災害はあったのですが、四川大地震ではじめて「心理援助」（中国では心のケアを心理援助と呼んでいます）が注目されました。中国国内から一〇〇〇〇名を超える心理援助のボランティアが被災地で活動しました。

日本心理臨床学会と日本臨床心理士会の合同チームが、中国の西南大学・西華大学・中国心理学会の要請を受けて、五月二六日〜六月一日(第一次派遣)、七月一日〜七月八日(第二次派遣)の二回、中国心理専門家約七〇〇名を対象に、災害後心理援助の研修会を実施しました。研修内容は、心理援助の基礎理論、阪神・淡路大震災から学んだこと、心理教育とストレスマネジメント実習、事例研究、質疑応答から構成しました。

ディブリーフィングの手続きが書かれたマニュアルが、中国の権威ある医療分野のグループによって作成され、インターネットにいち早く掲載されました。そのため、七二時間以内に被災体験を被災者に語らせることが有益であるとの考えによって活動したグループが多くあり、被災者に二次被害を与えてしまうという事態が発生していました。

また、トラウマのアンケートを繰り返し被災者に実施し、阪神・淡路大震災で研究者による「研究者のための調査」が繰り返されたのと同じことが起こっていました。一次派遣を終え、中国心理学会・張侃《ちょうかん》理事長に心理援助の留意点三項目(一、継続してケアできない心理援助者は、被災者への直接関与をしてはいけません。接触するときは、現地の対人援助職者と一緒にすること。二、地震の絵や作文を描かせる等恐怖の感情表現を促すことは、安全感のない空間では、二次被害を与えます。三、トラウマのアンケートのみ実施することは、二次被害を与えます。必ず継続して関与できる人が、トラウマと喪失についての心理教育を同時に実施してください。)を送りました。それは、すぐに中国心理学会のホームページに掲載されました。

このような中国での活動の反省点を踏まえて、ブラッシュアップされたモデルが、東日本大震災後の現場に導入されました。

2章　東日本大震災後の心のケアモデル

東日本大震災後、これまでの災害後の心のケアモデルを洗練し、日本心理臨床学会支援活動委員会は「災害後に必要な体験の段階モデル」をホームページ上で発表しました。この章では、それがどのようなものなのか解説します。必要な体験の段階は、被害時の体験や過去の体験によって異なるので、期間を明示しないことにしました。被災地において、ここにあるモデルを参照し支援プログラムを考える方は、その地域でいま回復に必要な体験の段階はどこであるかをまず考えてください。また、同じ被災した地域でも、それぞれの人で、段階は異なります。必ず、前の段階が達成されてから次の段階に進むようにしてください。

段階1　安全・安心体験　この体験は、ずっと必要な体験で、この体験の回復が全ての前提です。

【段階1―1　からだの安全】　食・睡眠が保障されることや、寒暖の厳しさからの生理的安全が保障されることがまず第一です。炊き出しによる温かな食事、自衛隊が設営したお風呂はともかくほっとする体験です。足湯隊も体ばかりか心をほっとさせます。また、水道や電気が使えないなか、穴を掘ってトイレに替えないといけないような状況が生まれます。仮設トイレの設置は、プライバシーの保護に役立ちます。

【段階1―2　つながりの安心】　安否情報を得ることは断たれたつながりの回復への一歩です。誰かが寄り添って、安否を確かめることは、断たれたつながりから、あらたな人と人のつながりが生まれることにもなります。

段階2　ストレスマネジメント体験

【段階2―1　からだの反応への対処】　過酷な環境が少し緩和しても、〝眠れない〟ということが起きるかもしれません。それは、「過覚醒」のためです。人や動物は危機事態で命を守るために、心拍を速めるなど生理的興奮水準をあげます。過酷な環境がある程度緩和しても、その生理的興奮が静まらないのです。一方、希望を失い、からだに力が湧いてこない、体がしんどくて起き上がれないといったこともあります。そんなときは、マッサージや体のもみほぐしやリラックス動作法が有効です。肩をたたいてもらう、肩に手を置いてもらう、疲れている体の部位に手を置いてもらう、それだけで体が楽になります。マッサージは「してもらう体験」ですが、リラックス動作法は、「してもらう」から「自分で弛める、自分で動かす」体験です。たとえば、肩をあげる動作を補助し、力を抜く感じを味わえるよう援助します。動作法には弛める・動かす・立つという課題があります。また、避難所で、子どもが高齢者の肩に手を置いてあげるだけでも、ほっとするかもしれません。呼吸法や漸進性弛緩法もいいでしょう。リラックス法を身につけておくと、寝つかれないときの助けになります。避難所ではリラックス隊のボランティアを提供しましょう。

【段階2―2　心の反応への対処】　体が楽になると、トラウマ記憶が活性化してきます。記憶の蓋が開き始めます。開けたくないのに開いてしまうのです。それがフラッシュバックです。悪夢は夢のなかでのフラッシュバックです。また、子どもは、地震ごっこ・津波ごっこをはじめるでしょう。これは、子どもにとってのフラッシュバックです。子どもは言葉で表出するのが難しいので、遊びで再演するのです。それらを再体験・侵入といいます。コントロール感のないトラウマ記憶の再現です。これは、五感をともなう苦しい体験です。すべての「今の活動」がストップしてしまいます。

過去に連れ戻されてしまい、「今」を失うのです。

　この再体験反応への対処を誤ると、トラウマ反応は長期化します。津波ごっこや地震ごっこをみて、大人が〈そんな不謹慎なことはやめなさい〉と叱ると、子どもは心を閉ざしていきます。ですから、遊びを見守ってください。見守っていると、その遊びが繰り返し繰り返し行われることに気づくでしょう。その遊びにコントロール感が出てくるためには、一緒に遊びの中に入っていき、子どもの感情への共感が必要です。また、落ち着くリラックス体験が有効です。ただし、阪神・淡路大震災のときには、危険な地震遊びもありました。机を何段も積んで一気に壊すのです。そんな遊びを見たときは、落ち着いて止めて、どんな気持ちかを尋ねましょう。そして、気持ちを認めてあげてください。そのうえで、怪我をするような危ない行動はとめなければなりません。

　ですから、避難所では、〝子ども遊び隊〟のボランティアを提供しましょう。ともかく、子どもが楽しい、すっきりするように、徹底してつき合うのです。ただし、子どもは表面は元気そうにみえても、怒りや悲しみが心のなかにいっぱいです。慣れてくると、ボランティアのお兄さんお姉さんにパンチやキックをしはじめるでしょう。パンチやキックを浴び続けるのではなく、それをスポーツに変えていく工夫が必要です。子ども遊び隊の活動が終わったら、夜、必ずミーティングをしましょう。心理臨床の専門家の助言をもらいましょう。

　幼い子どもは、信頼できる人にべったりとくっつき離れられなくなったり、今まで一人でできていたことができなくなったりします。「退行」と呼ばれています。ショックのあとの甘えや退行は、回復の第一歩と考えてください。〈いいよ、ついていってあげるよ、いっしょにいてあげるよ〉と声をかけてあげてください。安心感が戻ってくると、子どもの方から離れていきます。または、ちょっと背中を押してあげてもいいでしょう。少しでもできたら、たっぷりほめてあげてください。

【段階2—3　再開した学校でのストレス対処】

学校が再開されることは、子どもたちの心の健康の回復に大きな力になります。学校は子どもたちが楽しめる活動やちょっとがんばりが必要な勉強を提案します。友だちと学校で出会うこと、日常のカリキュラムが戻ることは本当に大きな力になります。学校では、体をいっぱい動かしたり、楽しいゲームをとりいれるとともに、リラクセーションを体験を提案しましょう。ストレスマネジメントで心身のコントロール感を培います。ストレスマネジメント、リラクセーションといっても専門的な方法だと尻込みする必要はありません。

まずは、背伸びでいいのです。ただし、背伸びも、いきなり両腕を高く伸ばすのは、疲れ切っているときは、やりたくありません。まずは、両手を組んで、前に伸ばすのです。次に、左右に動かし、それから、背伸びをします。そして、背中を伸ばしたり、足を伸ばしたりします。肩をあげてストンと力をぬいてもいいでしょう。もちろん、呼吸法も役立ちます。ただ、呼吸法は、やっているのかどうかがわかりにくいです。また、不安や緊張が強ければ、いきなりの呼吸法をやるのは、内面に向かいすぎて、不快な気持ちを引き起こすことがあります。二〇〇七年九月のインドネシア・アチェの小学校では、子どもたちがはしゃいで、呼吸法のメッセージは伝わりませんでした。そこで、一緒に活動していた高橋哲さんは、アクティブ・リラクセーションをその場で思いつき、子どもたちに提案しました。腕を素早く曲げたり伸ばしたり、肩を素早く上げたり降ろしたり、リズムをとりいれながらアクティブに身体を動かし、そのあとにふわーっと力を抜くというものです。

【段階2—4　命を守る防災訓練】

地震や津波がまた起こるのではないかと不安でいっぱいだと、子どもは勉強や遊びに集中できなくなります。そのため余震があったときどのように身を守るか、地震が起きて津波から身を守るためにどのような行動をとればいいのか練習します。ただし、その訓練の意味をわかりやすい言葉で伝えます。同時に、どのような心構えで行えばいいのか、訓練中にドキドキしたり不快になることがあってもそれは自然な反応であることと、望ましい対処法（過剰に力を入れすぎない、プラスのメッセージを心の中でつぶやくなど）を併せて練習します。

段階3　心理教育体験

災害によるストレス反応やトラウマ反応、喪失反応の意味を知り望ましい対処法を学ぶことを「心理教育」と呼んでいます。どんな衝撃を体験しても、人は回復する力をもっています。しかし、一部ストレス障害化する人がいます。ストレス障害になる要因を学び適切な対処法を知ることです。例えば、学校再開からしばらくして子どもたちが日常生活を送るようになったとき、地震・津波・災害といったことを連想させる教材に出あうと、教師もその教材を避けたくなります。しかし、避けることは直後にはよい対処でも、長期にわたると、生活を狭めてしまいます。少しの雨でも外出できない。海の方向に行くことができない。夏のプール水泳ができない。そういった回避行動に対しては、チャレンジする方がいいのです。ただし、これは、徐々に行う必要があります。このような知識と方法を発達年齢に応じて学ぶ必要があります。私は、災害後の心理教育の紙芝居（冨永、二〇一二）を考案しています。

ストレスマネジメントと心理教育をすすめるためには、「心とからだの健康観察（ストレスアンケート）」（PTSRED-TRAUMA27）の活用が有効です。自分にはどんな心と体の反応が起こっているのだろうか。自分で知って、有効な対処法があることを学ぶのです。しかし、トラウマ反応が記載された項目を目にするだけでも、フラッシュバックを誘発することがあります。気分が悪くなるのです。トラウマのアンケートをすることは、心の傷にふれることになります。ですから、安全・安心・信頼の空間で行わなければなりません。トラウマのアンケートだけ、実施するようなことはやめてください。必ず、心理教育・ストレスマネジメント体験・個別相談体制を用意して実施してください。

また、継続して子どもを見守る体制が必要です。その体制がとれない個人・団体は、心のケア活動を行ってはいけないのです。四川大地震のとき、海外からきた心理のボランティアが子どもに絵を描かせて、その絵を持ち帰ろうとしたそうです。中国の心理学者は「それはやめてください」と止めたそうです。国際的なルールを構築する必要があります。被災地はそのようなボランティアのためにあるのではありません。

段階4　生活体験の表現

子どもたちが安心体験・リラックス体験を培い、落ち着いた雰囲気ができたら、次に生活体験での語りや表現を求めましょう。テーマは、あの津波・地震がやってきたときのことではありません。避難所でがんばってきたこと、毎日の生活で工夫してきたこと、友だちとの楽しいひととき、支援へのお礼のお手紙など、生活体験を表現できる機会をもつことです。そして、お互いをねぎらい、安心して「語れる」空間を保障してあげなければなりません。

安心できると、被災にともなう体験を表現しはじめます。これは、さらに、しっかりと受けとめてあげなければなりません。人には、それぞれのペースがあります。受けた衝撃も異なります。温かな空間で、自分のさまざまな気持ちを話しても、決して、批判されない、そういった空間をつくることが重要です。

段階5　被災にともなう体験の表現

書きたくない子どもは書かなくていいし、ほかのテーマでもいいのです。三カ月、六カ月、一年、二年、三年、五年……、メモリアルや学習発表会などの機会に、被災にともなう体験に向き合うことを勧めるといいでしょう。そして、被災にともなう体験の表現は、防災教育における語り部へとつながっていきます。こわかったこと悲しかったこと、あの地震・津波体験に向き合うときと、楽しんだり勉強をがんばったりして今の日常をしっかり送るときを切りわけて前に進んで行きましょう。地震や津波の体験に向き合うことは、苦しくつらい作業です。しかし、つらかったことに向き合う方が、ストレス反応やトラウマ反応を軽減させることがわかっているのです。

段階6　避けていることへのチャレンジ

学校行事や教科書の教材で、避けたくなることがあれば、この回避へのチャレンジがなぜ必要なのかを思いだして、子どもたちに、そのことをわかりやすいことばで伝えながら、教職員が一体となって、トラウマに立ち向かってほしいのです。

トラウマ反応が重い場合は、個別のカウンセリングにつなげてください。個別のカウンセリングの最後のプログラムが現実場面を回避している行動へのチャレンジです。避けていることがあれば、リストアップして、少しずつチャレンジしていきます。チャレンジしようとするとどれくらい苦しい気持ちになるか、「全く苦しくない」を〇(ゼロ)、「最高に苦しい」を一〇〇として浮かんでくる数字(苦痛度)をいってもらいます。大事なことは、苦痛度が五〇~六〇ぐらいのものからチャレンジすることです。行動理論では「少なくとも二〇分そこに身を置き、すぐに撤退しない。そして、呼吸法といった対処も含めてなにもしない」というのが基本です。しかし、肩の力をぬき、膝と股を少し曲げ、両足の裏全体に自分の体重を載せて、大地をしっかり踏みしめるといった動作法による対処は有効です。ドキドキしたり、つらいことがよみがえってきても、少しずつ落ち着いていく自分を感じることができるようになれば、もう大丈夫です。これまで述べてきた六段階の回復に必要な体験は、トラウマ反応が重ければ、カウンセラーとマンツーマンで行うことになります。

地震や津波や水に関係するような教材を避けるのではなく、きちんと取り組むことが重要ですが、向き合う時期は、かなり日数を要するかもしれません。東北地方の沿岸部の住民は、普段から津波についての知識も持っていて、津波のために一〇メートルの防波堤を建設するなど、あらゆる努力をしてきたわけです。ところが、今回の津波は、地震学者の予想をはるかに超えてしまったのです。この教訓を次世代に伝え、次世代の命を守るためにも回避へのチャレンジが必要です。

段階7「喪の作業」

今はいない人への感謝の気持ちや思いを書き綴り、手向《たむ》けることは、つらい作業ですが、安寧な気持ちをもたらします。つらいことに向き合うときと日常生活をしっかり送り楽しむときを切りわけて前に進んでいきましょう。教師は子どもの笑顔が一番です。ですから、子どもが悲しくなること、つらくなることを避けたくなりますが、共に過ごしてきた人が今はいないことの悲しみを分かちあい、ありし日の亡き人のよき思い出を語り合い、お手紙を手向けることは、遺された家族に生きる力を与えていきます。

3章　こころのサポート授業

　前章に書いたように、心身反応を収めていくためには安全感の回復が全ての前提です。しかし、東日本大震災では他の災害と異なり、地震や津波の後も福島原発事故による放射線の脅威が続いています。安全感の回復のためには、自然災害では防災体制と防災教育が重要であるように、放射線被ばくには除染などの放射線対策と放射線教育が重要です。放射線教育の適切な内容の確立が急がれます。

　防災教育として避難訓練を実施すると、泣きじゃくる児童、過呼吸発作を起こす児童がみられることがあります。そのため、防災教育と心のケアを両輪ですすめる必要がある、というのが私たちの提案です。

防災教育と心のケアを両輪で

　海が見える大船渡市立甫嶺《ほれい》小学校の校舎で、地震の被害で校舎が破損した崎浜小学校と津波で校舎が壊滅した越喜来《おきらい》小学校の児童が共に学ぶことになりました。二〇一一年四月二一日の入学式の翌日、三校合同の「出会いのワーク」、自己紹介、ゲームを行ったそうです。その時、小学三年のある児童が「みんなで手をつなごう」と提案し、一つの輪になったそうです。「三校の心をひとつに」を児童会のスローガンにしました。

　四月二五日には、津波の避難訓練を行いました。でも、一人も過呼吸など体の不調を訴えたり、大泣きする子はいなかったそうです。そのわけを、避難訓練を提案した西條剛志教諭が詳しく話してくれました。まず、再び大きな地震・津波が来ても大丈夫なように避難訓練を実施するのだ、と訓練の目的を子どもたちにわかりやすくお話ししたそうです。そして、避難訓練の前日にクラスごとに、避難経路を散策したそうです。ここには段階的練習という心のケアの視点が取り入れられています。この学校の落ち着きは、もしまた、あんなことがあっても自分の命を守ることができる、という安心感からきているのかもしれないと思いました。

岩手への臨床心理士派遣

二〇一一年五月九日から六週間、岩手県と宮城県では、県外の臨床心理士が被災地の学校でスクールカウンセラーとして活動しました。県外からのスクールカウンセラーには、できれば二週間は活動してほしいとお願いしました。しかし、多くの臨床心理士は仕事を抱えており、二週間の派遣は難しい状況でした。私は危惧しました。継続性が重要な心のケアなのに、一週間ごとに人が変わる事業は成功するだろうか。

そこで、チーム支援を全面にだすこと、教師のコンサルテーションを主にすること、こころのサポート授業を一つの柱にすること、の三点を提案しました。身近な教師が子どもの心身反応に的確に対応できれば、ほとんどのトラウマ反応を収束できる、そう考えたのです。それは、短期の研修が有効であったインド洋大津波後のスリランカやインドネシア・アチェの経験と中国四川大地震後の心理専門家への研修の経験をもとにしたプログラムでした。

沖縄のチームがA4用紙・一枚にメンバー全員の顔写真と特技を記載したチームメンバー紹介文書を送ってくれました。これを全チームに広めよう。すぐに全てのチームにメールでその情報を配信しました。各チームは引き継ぎを徹底して、二人目・三人目の人に担当校の教師が同じ説明を繰り返すなど余分な時間を取らせることのないようにしました。

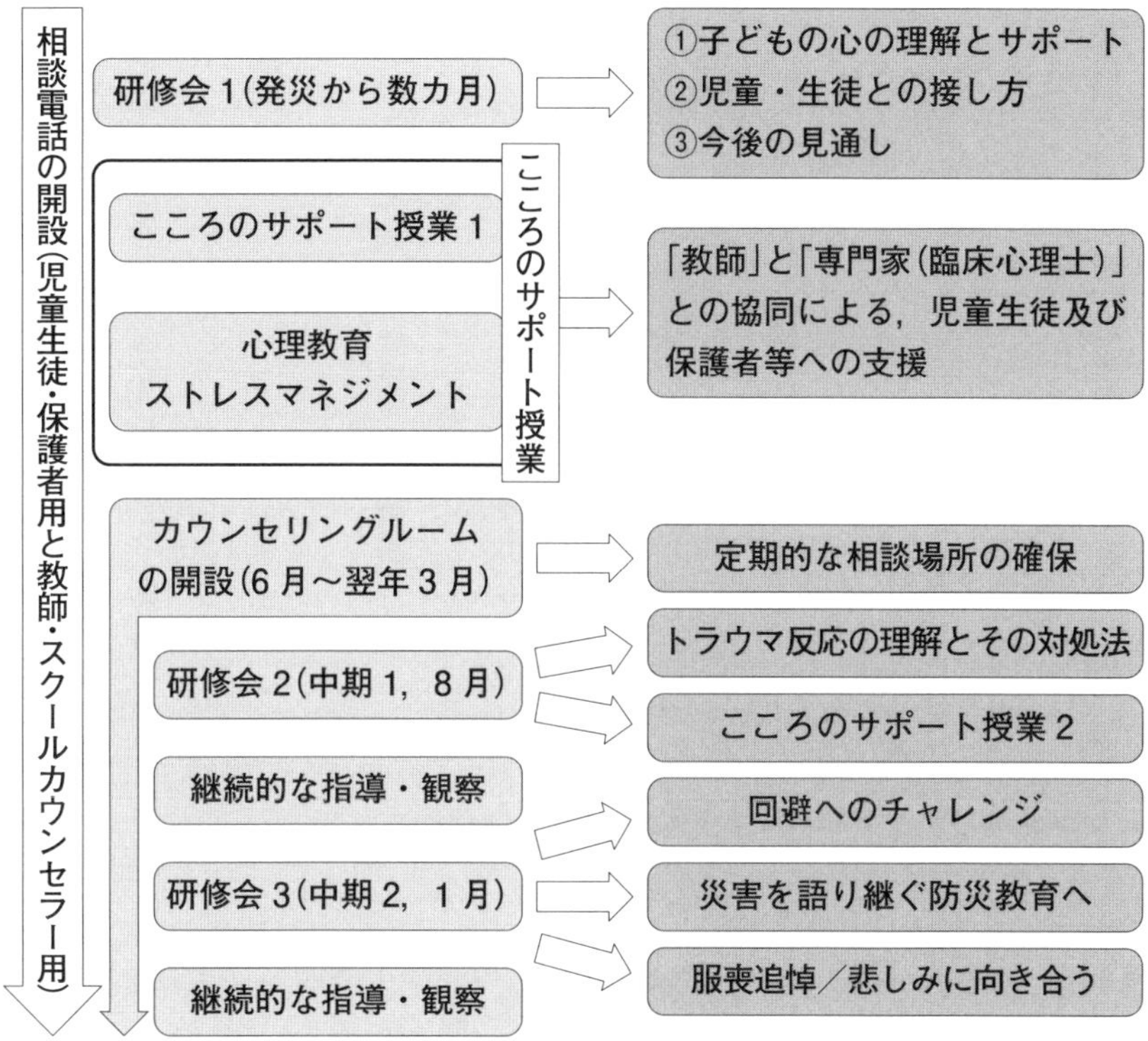

図３　「いわて子どものこころのサポート」実施計画
（発災から１年間，以降も継続）　岩手県教育委員会作成：一部改

こころのサポート授業１

私は岩手県教育委員会から三月三〇日にスーパーバイザーを拝命した経緯もあり、こころのサポート授業の指導案を作成しました。「こころのサポート」という用語は岩手県教育委員会が考えたのですが、子どものセルフケアの力を教師やカウンセラーが応援するという視点から、「こころのサポート」という用語の方が「心のケア」より適切だと感じます。岩手県教育委員会は、私たちが提案した「災害後必要体験段階モデル」を参考に、こころのサポートの年間計画を打ち立てたのです（図３参照）。

学校再開後数週間くらいの時期に教室で行われることを想定した、「こころのサポート授業1」の指導案を紹介します（岩手県総合教育センターホームページ・いわて子どものこころのサポート掲載、一部改）。

〈こころのサポート授業1の指導案〉

こころのサポート授業とは、大災害を経験し今も日々の生活や余震に不安を抱えた児童生徒たちが、新しい学期の生活をはじめるにあたり、①自分の心と体の健康について考え、②仲間同士の支えあいや教師との絆を深め、落ちついて学習や活動に取り組めるようにすることを目的とします。実施時期は、学校再開から一、二週間以上たってからの方がよいでしょう。心とからだの健康観察（五項目）アンケートを用意しました。体験活動の内容は、担任の先生方で工夫して改変していただいてかまいません。クラスの様子にあわせて、実施してください。この大規模災害後二〜三カ月というのは、学校が再開してまだ数週間の時期です。

1．導入のメッセージ　〈この時間は、心とからだの健康について考える「こころのサポート授業」です。この時間の目的は二つです。一つめは、自分の生活をふりかえることです。生活というのは、「眠る、食べる、学ぶ、遊ぶ」ですね。自分の毎日の生活をふりかえる時間にしましょう。二つめは、思いやりや絆を感じることです。新しい学期がはじまりました。毎日の生活をしっかり送るためには、友だちと友だち、君たちと先生の絆や思いやりが大切です。〉

2．健康アンケート　健康について「なかなか、眠ることができない」「むしゃくしゃしたり、いらいらしたり、かっとしたりする」「夜中に目がさめて眠れない」「頭やお腹が痛かったり、からだの調子が悪い」「ごはんがおいしくないし、食べたくない」という五項目の有無や頻度を調べるアンケートを配付。今日の日にち、名前、学校名、を書かせます。〈はい、先週の○曜日から今日までのこの一週間をふりかえってください。心とからだはどうだったかと、一〇秒ほど、目を閉じてみてもいいですし、静かに、振り返って下さい。〉目を閉じられない子は、不安が高い子、安全をおびやかされている子です。無理に、目を閉じさせないでください。もし、となりの子とおしゃべりをしていたら、「だいじなアンケートですから、おしゃべりをやめて、集中しましょう」と教示してください。

〈はい、目を開けてください。1「なかなか、眠ることができない」、「非常にある」なら大きな「ある」に◯、「かなりある」なら、中くらいの「ある」に◯、すこし眠れなかったら小さな「ある」に◯、そんなことはないよ、すぐに、眠れたよ、という人は「ない」に◯をしてください。〉非常にある＝毎日～六日、かなりある＝週に三～五日ほど、すこし＝一～二日です。小学生には、「非常にある」は両手をいっぱい広げて、「かなりある」は肘をまげた広さで、「少しある」は両手を一〇センチほどあけて、「ない」は両手をくっつけて、量を感覚として示すとよいでしょう。

〈つぎに、いくつかの質問に答えてください。あとで、四人のグループで話し合います。〉

・好きなこと、ほっとすること、楽しいことはなんですか？（一～二分程度）
・眠れないとき、イライラしたとき、どんな工夫をしていますか？（一～二分程度）
・楽しみにしていることがあれば、書いてください。（一～二分程度）

3. 体験学習　健康アンケートを、内側に二つ折りにして、机の引き出しにいれてください。他の子にみられたくない子もいるかもしれないので、体験学習には持って行かないようにします。

※被災の厳しい地域では、からだほぐし、ストレッチ、お互いのマッサージ、リラックス法などをたくさんして、グループの話し合いを少なくする方がいいかもしれません。

机を後ろにして、椅子だけで四人のグループを作りやすいようにします。例えば、右は男子、左は女子として、後で同性同士のペアになれるようにします。もし、男子女子が奇数であれば、担任が入ります。ないし、他の教員に応援にきてもらい、ペアの時、子どもがひとりぼっちにならないようにします。

【体験学習①　簡単リラックス】　大変なことを乗りこえるために、がんばる時とリラックスする時を、きりかえることが大切です。

・からだほぐし（背伸び）　〈はい、両腕を組んで、前に突き出しましょう。右に、左に、ゆっくりと動かして。じゃあ、背伸びをしましょう。そして、力をぬいて。大変ななかみんなはよくがんばってきましたね。からだに力をいれて、痛い所があったらがんばってきたところです。よくがんばったねというねぎらいの気持ちをからだに届けてゆっくり力を抜いてみましょう。〉

・がんばる姿勢と休む姿勢（肩の上げ下げ）　〈これから試合だ、テストだっていうとき、どんな姿勢をしますか？（背筋を伸ばしている子どもをほめて）そうです。背を立てます。そして、足は九〇度で足裏を床にしっかりつけます。そういう姿勢をしただけで、「やるぞ！」という気持ちが湧いてきます。そして、がんばります。がんばるときにはからだのどこかに力をいれます。肩を上げるという動作でがんばりを表現しましょう。はい、肩をあげて！　がんばっているときは少し苦しいかもしれません。でも、自分を表現しているのです。〉

（一〇秒ぐらい経ったら）〈はい、肩の力を抜いて、そして、姿勢も楽な姿勢にしましょう。がんばるときと休むときを切り替えましょう。〉〈今肩を上げてがんばっているとき息を止めていた人はいますか？　息はしてくださいね。では肩を上げて、首の力は抜いて息は楽にしていいですよ。肘も背中も足も余分な力が入ってないか確認してみましょう。〉（一〇秒くらい）〈はい、肩の力を抜いて楽な姿勢にしましょう。今のが長続きするがんばり方です。〉

【体験学習②　グループでの話し合い】

※小一～小三は、からだを使ったゲーム、被災の厳しい地域は、からだほぐしやリラックス法に切り替えた方が良いかもしれません。

・好きなこと・ほっとすること・楽しいことを話し合う　〈四人のグループで話しあってください。あとで、発表してもらいます。〉（一分ほど経ったら）〈じゃんけんで発表者を決めて下さい。〉発表してもらい、共感したり、コメントを言います。

・眠れないとき、イライラしたとき、工夫していることを話し合う　〈眠れないとき、からだ全体にぎゅーっと力をいれて、ふわーっとぬくと、眠りやすいです。背を立てて、お腹に手をあてて、息を大きく吸って、ゆーっくり吐いていくとイライラが小さくなります。〉

・楽しみにしていること、これからやってみたいことを話し合う　自由に話し合ってもらいます。

【体験学習③　絆を深める体験】　大変なことを乗りこえるために、大切なことの二つめです。それは、人と人の絆を感じ、深める体験です。同性の子ども同士ペアになって行う「絆のワーク」を実施しましょう。担任教師が他の活動を工夫しても良いです。お互いにねぎらいあうことが大切です。もし子どもが泣きだしたら〈がんばってきて、ほっとしたら涙があふれることがあるんだよ〉〈涙はとっても大切です〉〈みんなで支え合い、大変なことを乗りこえていきましょう〉と言ってあげましょう。あたたかく、ほほえましいことが大切です。子どもたちが工夫して行っていることを最大限にほめてください。

※リラックス法や絆のワークは、冨永(二〇〇九)や竹中・冨永(二〇一一)や山中・冨永(二〇〇〇)に詳しく紹介しています。巻末の文献一覧を参照してください。

4. まとめのメッセージ　〈みんなで協力し合い、励まし合いながら、乗り越えていこう。〉〈なるべく普段通り、学校生活をしっかり送ろう。〉〈先生と話をしたいときは、いつでも話をしにきてください。〉〈これまでの経験にみんなちがいはあります。〉〈ちがいを比べないでください。〉〈お互いの思いやりが大切です。〉〈うわさに惑わされないようにしましょう(チェーンメールやネット等)。〉〈話をすると気持ちが楽になるよ。〉〈つらいこと悲しいことに向き合うときと、楽しむときを、切りわけて前に進んでいこう。〉〈楽しんでいいことをしっかり伝えます。〉〈ありがとう、がんばったねということばを大切にしましょう。〉

5．こころのサポート授業の感想を書く

机と椅子を元にもどし、この授業の感想を書いてもらいます。〈学級通信などに、みんなが書いてくれたことをまとめることがあります。もし、「学級通信などに載せてほしくない」と思う人は、×をしてください。〉内側二つ折りにして、回収します。このアンケートは、大切に保管し、「こころのファイル」におさめていきます。

終了後、あるいは開始前の説明時に、〈健康アンケートを見ながら、先生と一人ずつ少しだけお話をしますよ〉と伝えます。

大規模災害から二〜三カ月という時期に、悪夢やフラッシュバック・回避を項目に含んだアンケートを実施することは、教師と子どもたちに強い不安を喚起すると考えられますので、睡眠・食欲・イライラなど日常生活を送る基本の行動のみを取り上げ、かつ安心を深めるためのリラクセーションと絆を深めるための活動を提案しました。

「こころのサポート授業1」を提案した岩手県沿岸部では約七割の小中学校が実施し、児童・生徒からの感想は大変良く好評だったと聞いています。災害に応じて、こころのサポート授業の実施時期や内容を検討して実施するとよいと思います。

こころのサポート授業と健康アンケート実施後、次の要領で個別面談を行います。

担任による個別面談

教室の後ろに机一つと椅子二つを設け、他の児童・生徒には自習をさせます。ひとり五分でいいので、二〜三時間かけて、全員の児童・生徒と面談します。「眠れない」「体調不良」「食欲がない」「イライラする」に「ある」と回答している児童・生徒には、たとえば〈大変なことがあったのだから、だれもが心と体が変化して当然だよ〉〈少しずつ眠れるようになるよ。食べられるようになるよ。体調もだんだんよくなるよ〉〈イライラも小さくできるよ〉〈いつでも先生に相談してね〉と伝えます。そして、重い反応を抱えている

児童・生徒には〈スクールカウンセラーにも話を聴いてもらおうよ〉と誘います。

スクールカウンセラーによる個別面談

重い反応を抱え、もっと話をしたいという児童・生徒に、スクールカウンセラーによる個別相談を保護者の了解を得て行います。ただし、たとえ家族の喪失があるからといって、無理にスクールカウンセラーへの相談を勧めるべきではありません。特に家族の喪失は、心におさめていくのに時間がかかります。日常の勉強・スポーツで支える方がいいでしょう。スクールカウンセラーが判断して医療機関につなげた方が良いと思われるケースは、学校がしっかりと医療機関につなげ、教師とともに支えましょう。

授業の現場を訪問して

この「こころのサポート授業1」が実際に行われた時のことについて書いておきたいと思います。

二〇一一年七月一日、山田町立船越小学校をいわて子どものこころのサポートチームリーダーの三浦光子先生と訪問しました。こころのサポート授業の研究授業が開催されるというのです。少しはやく現地に到着したので、元の小学校校舎を見に行きました。少し高台に校舎が見えました。「えっ、あんなに高い場所に学校があるのに、どうして、青少年の家で授業をしているのだろうか?」そう思って、坂を車で上ると、校門の柱がこわれ、一階部分は、完全に破壊されていました。

たまたま校長の佐々木道雄先生が、学校のシンボルの木の写真を撮りに来ていました。そこで、当日の話を聞きました。その日、地震が収まって、校庭に集合。地元の人である校務員さんが山にあがった方がいいと助言し、校長・教員が誘導し、全員が助かりました。校長は偶然にも前日の夜、地域の人から「もっと津波の怖さについて教育した方が良い」と言われていたそうです。「なにか見えない力で守られた感じがする」とおっしゃっていました。

校庭は山に囲まれ、まさか、ここに津波が来るとは思えない光景でした。もし校庭に避難したままだったら、多くの命が奪われていたでしょう。教職員が子どもたちの命を守ったのです。校庭に立ち、当時のことに思いを馳せると、こみ上げてくるものがありました。新しく校舎を建てなおすとしても、一階は駐車場、吹き抜けにして、三階建てにするかもしれないと話してくれました。私は、将来の学校再建にあたっては、子どもたちの意見を聞くと良いでしょう、とお話ししました。

高台にある県立陸中海岸青少年の家で大槌町立大槌小と船越小の二校が学んでいました。体育館は大槌小の教室と両校の職員室が簡易衝立で仕切られていました。三四度を超す暑さで、暑さ対策が急がれると感じました。研修室となった教室で研究授業がはじまりました。二八名の五年生。一人の欠席者もいません。担任の片桐啓一先生は、授業の目的を明確に二つあげ、まず五項目の健康アンケートに取り組みました。そのあと背伸びや肩上げのリラックス法。「右肩あげて、左肩あげて……」、実に、上手な取り組みです。あとの研究協議で聞いたのですが、日常的に、授業のなかにリラックス法を採り入れているとのことでした。雨の日に体育ができなかったとき、家庭科で繊細な手作業を終えた後など、折々にリラックス法を実践しているそうです。

つぎの「絆のワーク」の工夫も素晴らしかったです。研究授業なので、宮古教育事務所の妻田篤先生も含め六〜八人の参観者がいました。その参観者と児童のペアをつくりました。あらかじめ、記号が書かれたカードが参観者に渡されており、その記号と同じ児童とペアになりました。児童は誰とペアになるのか興味津々の顔をしていました。あとの研究協議で、「こんな暑い日にと思ったが、気温の暑さと手のぬくもりは違うことがわかった」「子どもの真剣な手を感じた」と参観者からの感想がありました。〈手を置く位置はどこがいいか、目を見てしっかり伝えてね、手を置いてもらった気持ちを、目を見てしっかり伝えてね〉と片桐先生は的確に子どもたちに伝えていました。

研究討議では、この授業をどの科目に位置づけるのかが話題になりました。この授業は体育の「ストレスへの対応」という単元にしか位置づけられていないため実施時数が少なく、私はわが国にもっと体系的な心の健康授業を導入する必要があると発言しました。

4章　ストレス対処法を学ぶ

災害時だけでなく、日常生活のストレスに向き合うためにも、良いストレス対処法を身につけるための授業をいくつか実施できるといいでしょう。

その前に、ストレスの理論について述べておきます。ストレスはもともと工学上の歪《ゆが》みを意味する言葉でしたが、カナダのセリエという学者が医学生理学の言葉として使いました。ストレスとは、心とからだの変化であるストレス反応と、それを引き起こす刺激や出来事であるストレッサーの両方を表す言葉です。ストレッサーには部屋が寒いといった物理的ストレッサーと、試験・試合・発表・ケンカ・叱責などの心理的ストレッサーがあります。災害ストレスには、津波にのまれて生命の危機を体験したというようなトラウマストレス、大切な人の突然の死などの喪失ストレス、避難所や仮設住宅などでの暮らしからくる生活ストレスがあります。東日本大震災では加えて放射線が物理的ストレッサーとなっています。一方、ラザルスらはストレッサーが同じでもストレス反応が異なるという個人差に注目しました。個人差を説明するのに、ストレス対処がどうであるかと、受けとめ方（認知的評価）がどうであるかの二つの視点から捉える心理社会的ストレスモデルを提案しました（図4参照）。

ストレスについての勉強は小学校高学年の体育と中学校の保健体育に位置づけられていますので、全国どこでも実施しなければならないことになっています。

ストレスを学ぶ授業

子どもたちへのストレスについての授業では、小学校高学年では〈ストレスという言葉を知っている人？〉と聞くと、ほとんどの子どもが手をあげます。〈では、ストレスってなに？〉と尋ねて、子どもから出た〈イライラ、むかつく、勉強ができない、ケンカ……〉といった発言をストレッサーとストレス反応にわけて板書していきます。また、表情絵を使って導入してもいいです。

〈これ、どんな顔にみえますか？〉（反応を受けて）〈そうですね。緊張した顔です。こんな顔になるときってどんなときかな？〉（「試合」「テスト」「発表」などという子どもたちの声を聴いて）〈そうですね〉。

〈試合やテストや発表のとき、顔だけが変わるのかな？　身体や心はどうなるかな？〉

隣の人と話してもらい、時間があれば、身体の絵に、色をぬったりことばをいれたりしてもらいます。

〈そうですよね。心臓がドキドキ、手に汗、身体が硬くなる、お腹や頭が痛くなる……不安、イライラ、食欲がなくなる、夜眠れない……。いろいろ身体と心と行動が変化します。それは、とっても自然なことなんです。ちょっと大変な出来事を乗りこえようと、心も身体もがんばっているんです〉〈だからね、あれ、どうしようって、思わないで、「おー、がんばってるなー」って思って下さい〉。

〈ストレスには、できごとであるストレッサーと、心と身体の反応のストレス反応があるんですね。でも、人間は、大変なときに、いろいろ工夫しているんです。試合の前、テストの前、どんな工夫をしていますか？　身体がかちこちになって緊張したとき、どんなことをしていますか？〉（「深呼吸」「おまじない」「前の日はお風呂に入る」……などの反応を聞いて）〈そうですね。そのような工夫をストレス対処っていうんですよ〉。

子どもたちの発言を短冊に書いて、「やってよ

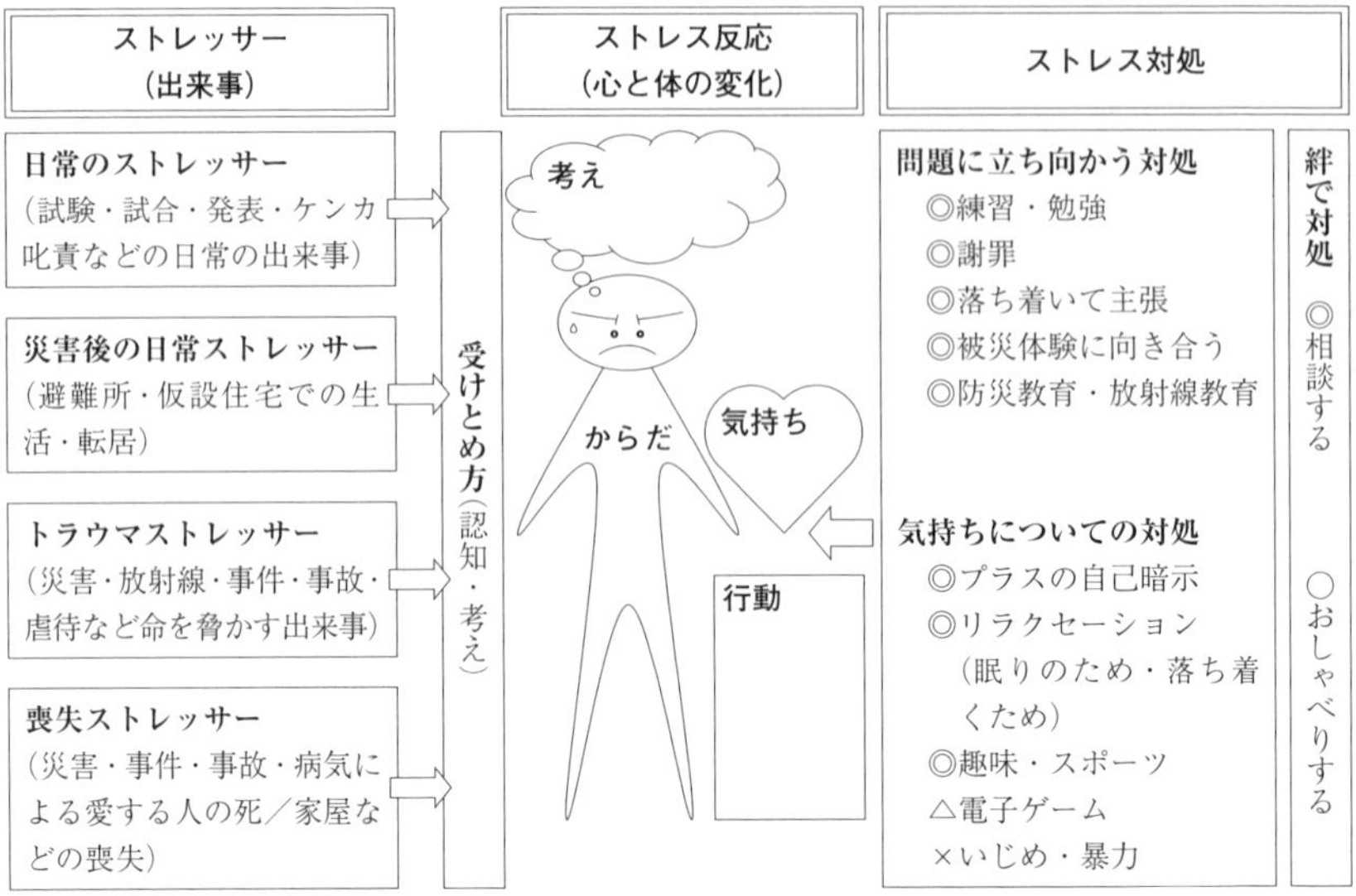

図４　心理社会的ストレスモデルの板書例

（ラザルスとフォルクマン 1984, 305 頁を参考に著者作成）

い対処（◎）」「やりすぎはよくない対処（△）」「やってはだめな対処（×）」の三つに分類してもらってもいいでしょう。

問題焦点型対処と情動焦点型対処

アメリカの心理学者ラザルスとフォルクマンは、ストレスへの対処を問題焦点型対処（問題に立ち向かう対処）と情動焦点型対処（気持ちについての対処）に分けました。ストレッサーによって引き起こされた苦痛な情動を緩和する対処が情動焦点型対処です。みんなの前で発表する直前、心臓がバクバクして落ち着かない、そんなとき深呼吸をするというのがそれにあたります。また、「あなたのストレス解消法は？」と尋ねられたときに答えになる、「趣味やスポーツ」も情動焦点型対処です。

一方、みんなの前で発表をするとき、それを無事にやりとげるというのが問題焦点型対処です。テストや試合が間もなくある、不安や緊張を感じたときに、最もストレス反応を軽減する方法は「勉強する、練習する」という問題焦点型対処なのです。

このようにストレス対処について学んだら、実際に眠りのためのリラックス法、落ち着くためのリラックス法などのストレスマネジメント技法を体験してみましょう（山中・冨永、二〇〇〇）。

また、人間関係の中でのストレスを軽減するために、人の話をしっかり聴く方法のトレーニング（傾聴訓練）と自分の気持ちを落ち着いて主張しながら相手の立場も尊重する話し方のトレーニング（アサーション訓練）をやっておくとよいでしょう（冨永・山中、一九九九）。

上手な話の聴き方

「真剣な態度で話を聴いてもらう体験」が人間関係のストレスを緩和するばかりか、話をするなかで問題解決のヒントが得られることもあり、問題焦点型対処ともなりうるということを実感してもらう授業を紹介します。ロジャースの来談者中心療法がこの授業の理論的背景です。そのため、「偉そうな態度で聴いてもらう体験」との対比をもちいるとよいでしょう。

〈話を聴いてもらうと、すっきりしたり、問題がなにかがわかったりするよね。でも、話を聴いてくれる人の態度で、逆に、イライラしたりすることとないかな？〉（「えらそうな態度」と「しんけんな態度」というカードを用意しておいて）〈いろんな聴く態度があると思うんだけど、今日は二つの態度で話を聴いてもらったら、どんな気持ちになるか体験してみましょう〉〈「えらそう」と「しんけん」と何が違いますか？〉姿勢のちがいに気づけるように、子どもの発言をひき出します。〈「えらそう」な態度ってどんな態度かな？〉椅子に座って、後ろにふんぞりかえった姿勢や、立ち上がって見下ろす姿勢を教師が実演してみせます。養護教諭や副担任に協力してもらって、ロールプレイをするのも良いです。二人ひと組になり、一分間、聴き役は立ち上がり見下ろすような姿勢で、話を聞きます。好きな食べ物の話を例にしましょう。〈食べ物なにが好き?〉……〈えー、そんなもん好きなの！〉と続けます。タイマーを用意して一分間、時間が来たらロールプレイを終わります。〈見ていてどんなことを感じた?〉と子どもに尋ねます。

同じように、子どもにも二人ひと組になってもらい、聴き役、話し役を決めます。すぐにはじめないで、聴き役にまず「えらそう」な姿勢をとってもらいます。ロールプレイが終わったら、二人で感想を一分ほど話し合ってもらいます。

次は、真剣に話を聴く態度をやってみましょう。こちらのロールプレイは二分間。「えらそうな態度」よりもこちらの方を長くとることがポイントです。真剣な態度の姿勢や動作を子どもに尋ねて、前かがみに身を乗り出す姿勢やうなずく動作を確認します。テーマは同じ好きな食べ物、好きなことです。ロールプレイが終わったら、二人で感想を一分ほど話し合ってもらいます。

最後に、四人が一つのグループになって、いまの二つの体験をグループで話し合い、体験を深めていきます。

上手な話の聴き方を身につけたら、次は、自分の気持ちをうまく主張できるようになりましょう。

アサーション訓練

人とのかかわりで怒りが生じることがあったとき、相手に対して三つの言い方があることを学びます。たとえば、友だちが待ち合わせに四〇分遅刻してきたとします。一つ目は、自分の怒りを抑え込んで、「あ、いいよ、別に気にしてないよ」という非主張的な言い方(おどおどさん)です。二つ目は、「絶対に許せない！　あなたとは絶交だ！」と怒りをぶちまける攻撃的な言い方(おこりんぼさん)です。三つ目は、「こんなに待たされてイライラしてきたところだったよ。でも、どうしてこんなに遅れたの?」というアサーティブな言い方（さわやかさん）です。アサーティブな言い方は、怒りを表現しながらも相手の立場も尊重し、やりとりがある言い方です。

会社や学校や家でいつも「おどおどさん」だったら、怒りが身体のなかに閉じ込められてしまいます。身体の具合が悪くなったり、怒りがたまりにたまって、キレてしまうこともあります。一方、いつも「おこりんぼさん」だったら、友だちが一人もできない、ということになってしまうかもしれません。でも「いつも「さわやかさん」の言い方で伝えましょう！」というのは、間違いです。三つの言い方のどれかを自分が選ぶということが大切です。たとえば、大人が会社ですごく不満を感じることがあったとき、バンと辞表をたたきつけて転職する方が自分の人生にとってよい選択であることもあるかもしれません。また逆に、忍の一字で堪え忍ぶ方が長い目で見て自分にとってプラスになるようなこともあるかもしれません。決して「みんな「さわやかさん」になりましょう」ではなくて、三つの言い方があることを知り、自分が選ぶんだよというメッセージを送ってほしいのです。また、四人が一つのグループになり、三つの言い方をそれぞれ演じるロールプレイをして、いつも自分がどのような言い方をしているか、言われたときにどのように感じるか、体験してもらいます。

トラウマストレスや突然の喪失による悲しみに対処するために、日常のストレスへの対処を上手に行うことが大変重要です。

出来事と気持ちと行動の関係を考える

さらに、「考え方で気持ちは変わる」ことを実感する授業を行いましょう。出来事が気持ちや行動を引き起こすというより、思わず心の中でつぶやいている考えが気持ちや行動を決定しているという仕組みを学ぶ授業です。これは、うつ病の人へのカウンセリングとして開発されたベックの認知療法をベースにしています。

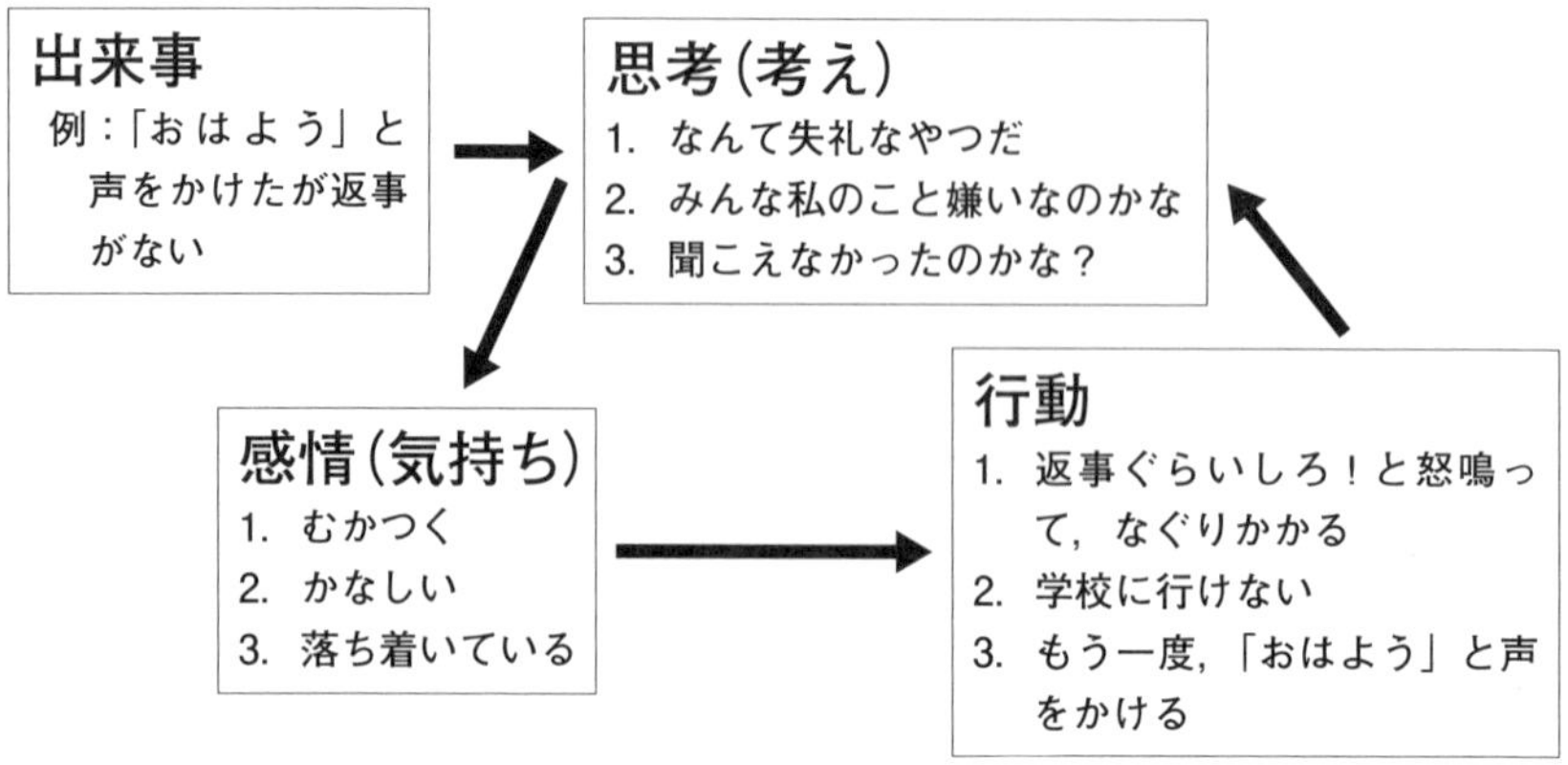

出来事
例：「おはよう」と声をかけたが返事がない
思考（考え）
1. なんて失礼なやつだ
2. みんな私のこと嫌いなのかな
3. 聞こえなかったのかな？
感情（気持ち）
1. むかつく
2. かなしい
3. 落ち着いている
行動
1. 返事ぐらいしろ！と怒鳴って，なぐりかかる
2. 学校に行けない
3. もう一度，「おはよう」と声をかける

図5　思考―感情―行動のトライアングル

〈「おはよう」と声をかけたが返事がない。そのときどんな気持ちになりますか？　どんな行動をとりますか？〉と、短冊に、気持ちと行動を書いてもらいます。それを、子どもたちに、黒板に貼ってもらい、同じ仲間のものを集めてもらいます。

気持ちと行動が整理できたら、〈「むかつく」気持ちになったときには、きっと心のなかでなにかつぶやいています。「かなしい」気持ちになったときには、きっと心のなかでつぶやいています。「落ち着いた」気持ちのときには、なんてつぶやいているでしょう〉と話して、また短冊に書いてもらいます。同じ出来事でも、気持ちや行動が違うのは、心のなかでつぶやいている「考え」が違うことに気づいてもらいます。

災害という出来事をどう受けとめるのかによって心身反応が異なることを理解してもらうためにも、図5に示した思考―感情―行動のトライアングルを学んでおくことは重要です。

5章　成長につながる表現活動を

被災体験の表現活動は、「二次被害」と「成長」という二つの異なる結果をもたらします。ですから、表現活動を行う前に、まず踏まえておかなければならないことがあります。それは被災体験を表現させることをねらいにするのではなく、今抱えている再体験や回避や自責感などの心身反応に耳を傾けてねぎらい、その意味を伝えることで、結果として、被災体験は表現されていくということです。「過去」の被災体験を表現させようとするのではなく、「今」の心身反応に寄り添い、その辛さと苦しみを分かち合う延長線上に被災体験の表現が生まれるのです。そのため、心身反応の意味と対応を整理しておかなければなりません。

【再体験と回避を表現に】　人や家屋が呑まれていく光景を目撃した。津波に呑まれたが自分は助かった。災害のみならず、命を脅かされる体験をすると、それはトラウマ記憶となり、通常の出来事の記憶とは異なった貯蔵のされ方をすることが脳科学の研究からわかっています。このトラウマ記憶が、「再体験」と「回避・麻痺」いう反応を引き起こすのです。記憶を一冊のアルバムにたとえてみます。たとえば校庭の写真とか小学校の名前が書かれた思い出のものを目にすると、その当時のことが思い起こされます。小学生の頃のページです。一方、トラウマのページというのはどのようになっているかというと、そこのページを開けようと思っても凍りついていて、なかなか開かない。思いだそうと思っても、なかなか思いだせない。ところが、そのことに関連する刺激に出会うと、ぱっとそのページが開いてその当時の体験に連れ戻されてしまうのです(再体験)。なにかのきっかけ(トリガーといいます)でいきなり思いだされるのがフラッシュバックです。夢の中で見るのが悪夢です。再体験で苦しみ、回避行動を強めると、悪循環が続いてしまいます。

多くの場合、あのことが思いだされた時には、とても不快なので考えないようにしようと努力します。そして何か他の作業とか仕事をしようとすることで凌いでいくのです。ですから活動をしている昼間はあまりフラッシュバックは起こりません。何かをやっているから起こりにくいのですけれども、夜一人になるとふっと浮かんできて辛くなります。それから、災害を長期のスパンで考えると、避難所生活などなお危機が継続している時にはフラッシュバックは起こりづらいのです。仮設住宅に移るとか、復興住宅に移った時などちょっと安心できたときに、ふっと過去の辛い記憶は浮かびやすくなります。

多くの場合、その時考えないようにしよう、忘れようという「回避」の努力をします。しかし、忘れることができない記憶ですから、その努力は失敗するか、トリガーとなる刺激をさらに受けないように避けて行動してしまいます。その結果、ますます行動範囲が狭くなり、生活がしづらくなるのです。そのため、考えないようにしようという努力をするよりも、そのフラッシュバックを正面から受け止めて、少し距離をおいてそのことを眺められるようになったほうがいいのです。

子どもたちにとっては、そういうことが思いだされたときに、言葉でなかなか表現できないので、津波ごっことか地震ごっことかいう〝ごっこ遊び〟で表出されるのです。ですから、悪夢や地震ごっこ・津波ごっこは、凍りついた記憶が溶けはじめている、良いことが起こっていると受けとめることです。コントロール感の乏しい表出を主体的な表現に変えていくことが重要になります。

フラッシュバックを正面から受け止める努力を

する方が、早く「普通の記憶」に近づくことが分かっています。でも、それはあまりにも苦痛です。そこで第一ステップは、考えないようにしようというよりも、コントロールしようとする方がいいのです。思いだされて辛くなると身体に思わず力が入ります。特に眉間や額に力が入ります。

　力が入っているのがわかったら、意識して額の力を抜いてみましょう。一度力をいれてから抜いてみてもいいでしょう。力が抜けると楽しいイメージが浮かびやすくなります。第二ステップとして、その体験に向き合うのです。それには信頼できる人に話を聞いてもらうと楽になります。

　そしてその体験ができたら、少しずつ避けていることにチャレンジしていくのです。津波を経験した人は「津波」という言葉を聞くと不快な気持ちになります。でも、「津波」という言葉自体が、人の命を奪うことはありません。だから「津波」という言葉も使えるようになった方が良いのです。そして、その「津波」という言葉が使えるようになれば、「防災教育」ができます。どうして津波が起こるのかという科学的な知識を学ぶことができます。だから、「防災教育」と「心のケア」はセットにして教育課程の中に取り込むのが良いと思います。

　なにより重要なことは、チャレンジしたときに、〝安全〟が保障されていなければならないのです。もし、辛いことを語りや絵で表現したとき、その表現を軽く扱ったり、批判されたりすることがあれば、再び〝電気ショック〟を浴びることになってしまいます。だから、トラウマ体験の表現や避けていることにチャレンジするには、安全・安心・信頼がたっぷりと体験できる環境でなければならないのです。回避へのチャレンジには、トラウマ記憶に向き合うチャレンジ（トラウマ体験の表現）と、現実生活で避けていることへのチャレンジの二つがあります。このように、トラウマをどうすれば乗り越えることができるかという科学的知識を学ぶことが大切です。

【退行を表現に】　幼児や小学生には、〝退行〟という反応があらわれます。以前は一人でできていたことができなくなるのです。一人でトイレに行けていたのに行けなくなった、一人で寝ることができていたのにお母さんといっしょのお布団でないと眠れない。これらは、安全感・安心感を取り戻そうとしている表現なのです。しかしながら、あまりにも長く続くと、親も常に一緒にいなければいけないので、ものすごく負担になっていくのです。だからそこは、保護者もしんどくならないように調整していく必要があります。

【身体化を表現に】　さまざまな恐怖とか怒りや悲しみを閉じ込めて、表出することをぐっと我慢し続けると、体調不良や持病の悪化につながることがあります。これが〝身体化〟です。災害や事件後には保健室に行く児童・生徒が増えます。被災地では、六月までの来室数は例年よりはるかに多い生徒が保健室に来ているという報告が上がってきています。このときの対処としては、いきなりストレスのせいにしないということです。本当に身体のどこかが悪いのかも知れないので、身体のケアをきちんとします。場合によってはお医者さんに診てもらうことが必要ですし、お医者さんに診てもらって、何か身体的・器質的な病気がない場合は、身体をほぐすとか押し込めている気持ちを表現しやすいような言葉かけをしてあげることが必要なのです。

【マイナスの考えを表現に】　「自分があのとき○○していたら、助かっていたのに」と自分を責めるという反応が起きます。津波被害は、地震から津波の到達まで時間があるので、その間の自分の行動を責めてしまうのです。被災地では、本当に悲しい事例に出会います。高台の学校に避難して「ここにいなさい」と先生が言うにもかかわらず、保護者が「自分の子どもだから」と連れて帰って津波にのまれて亡くなった事例がたくさんありました。教師は「あのとき……していれば」と自分を責め続けるのです。でも、この自責感が〝抑うつ状態〟を引き起こします。そして、さまざまな反応を収めていく自己回復力を損なっていきます。そのつぶやきをしっかり聴いた上で、「あなたには責任はないのです。あなたは自分を責める必要は一切ありません」と言ってあげて欲しいのです。しかし、自責感をエネルギーにして、この経験を語り継ぎ、次世代の命を守るための活動に変えていくことが、無念にも亡くなっていった人たちへの供養になるのだと思います。

このように心身反応に対する望ましい対処を十分に行うことです。今まで述べてきたことで重要なことは、被災体験それ自体の表現を求めていないことです。いま起きている心身反応の意味を知ることとその対応のために全力をあげます。そしてそのことが被災体験の表現につながっていくのです。

リスク要因を把握するためのアンケート

被災体験の表現活動を求める前に、「心とからだの健康観察」(トラウマと生活ストレスに関するアンケート)を実施しておく必要があります。災害や事件後の心と身体の変化に関するアンケートは、リスク要因を自らが把握し有効な対処法を学ぶためのものです。ストレスやトラウマのアンケートは、第一に回答する人のためになされなければなりません。他者が調べるだけでフィードバックがなされない「調査」では二次被害をもたらします。

トラウマについてのアンケートとしては出来事衝撃度尺度(ＩＥＳ－ｒ)が代表的です。これは「再体験」「過覚醒」「回避・麻痺」の三症状の二二項目からなるアンケートです。このアンケートは、「［　　］に関して本日を含む最近の一週間では、それぞれの項目の内容についてどの程度強く悩まされましたか」との質問ではじまります。そして、［　　］に［あの津波］と書き込みます。この作業自体が被災者にとっては大変苦痛です。また、書き込まなくても、アンケートに記載された「［あの津波］に関して」という言葉をみるだけで、不快な気持ちになります。そして、「1　どんなきっかけでも、そのことを思い出すと、そのときの気持ちがぶりかえしてくる」「2　睡眠の途中で目が覚めてしまう」「3　別のことをしていても、そのことが頭から離れない」「4　イライラして、怒りっぽくなっている」と設問が続きます。このとき、イライラするけど、別に「そのこと」のためにイライラしているのでもないけど……」といったことが回答する時に疑問になります。また、このアンケートは、高得点者を抽出するスクリーニングテストであり、自分の心身反応の意味と対処を自分がチェックを終えてすぐに学ぶためのものではありません。アンケートの実施に際して、被災した人がセルフケアの力を促進できるように、自らの心身反応を知り望ましい対処を学ぶ心理教育と適切なストレスマネジメント体験を同時に行うことが重要です。そのため、私たちが作成したアンケートは、回答する人が自分の心身反応の意味が理解しやすいように、「過覚醒」「再体験」「回避・麻痺」「マイナスの考えごと」に項目をまとめて列挙しています。

アンケートも表現活動

いわて子どものこころのサポートチームは、夏期に、こころのサポート授業の第二弾である「こころのサポート授業2」の指導案についての教師研修会を行いました。このアンケートの項目も検討してもらいました。最も苦慮したことは、地震・津波に関しての記述です。試案では、地震・津波という言葉を入れずに、「あのこと」と記載していました。しかし、重災区の教師から子どもが災害のことを思い浮かべてチェックしたのかどうかを知りたいという要望があり、岩手県教育委員会学校教育室・菊池広親主任指導主事の発案で、「あのこと（大震災やその他の大変なこと）」と記載し、最後に、「あのことと聞かれてあなたはどんなことを思いうかべましたか？　□大震災のこと　□そのほかのこと　□両方　□思い浮かばなかった」という表記にしました。これなら、被災地でなくても、日本中どこでも実施できます。地震や津波以外のひどいいじめや親からの暴力を思い浮かべて、回答する子もいるかもしれません。地震や津波で苦しんでいる子だけに心のケアが必要なのではありません。

「こころのサポート授業2」では、大変なことがあった後、心と身体がどのように変化しどう対処すればいいのかについて記載したリーフレットを配付し、どんな強い心身の変化にも対処できることを伝えます。そして、「こころのサポート授業1」で行ったリラックス法をおさらいします。そして、アンケートに回答していきます。もちろん、アンケートを見てやりたくない人はやらなくていいこと、途中でやめてもいいことを伝えます。そして、アンケートや授業の感想を書いてもらいます。

ここで大切なことは、アンケートに回答することは、表現活動だということです。もちろん、やりたくないと回答しなかった時も、それは大切な表現です。ですから、子どもが表現したことに教師は応えなければなりません。一人五分でいいので、個別教育相談(お話タイム、相談タイム)をやってほしいのです。

自分の心身反応の変化にどう対応したらよいかを学んでおけば、その後、被災体験の表現をすめることができます。

心とからだの健康観察アンケートによる個別面談

教育相談週間を設け、一日のどこかの授業時間を「お話タイム」(相談タイム)にあてます。ひとり三〜五分、心とからだの健康観察アンケートを参考にしながら、ある特定の児童・生徒(家族を亡くした児童など)のみを対象にするのではなく、クラスのすべての児童・生徒と行います。その時間は、廊下に、一つの机と二つの椅子をおいて、他の児童・生徒は、自習活動を行います。全員に行うことで、カウンセリングや教育相談は誰のためにも行われるのだという意識を持たせます。三～五分間で問題を解決しようとせずに、共感・傾聴に心がけます。授業や学校での活動ではみえない「睡眠」「集中力」「自責感情」などを尋ね、いつごろから、強さは変化しているか、どんなことがあれば、どんなことをすれば、それらの反応が小さくなるかを聞いていきます。

お話／相談タイムの流れ

最近がんばっていることや、元々好きだったことを話題にします。次に、「睡眠」「食欲」「イライラすること」について話題にします。怖かった体験、辛かった体験を聞くのではありません。

子どもが、「なかなか眠れない、夜中に目がさめて眠れない」に「ある」とチェックしていたら、何時頃お布団に入って、どれくらいの時間で、眠れているかを尋ねます。〈お布団に入っても、なかなか眠れないんだね。眠るのにどれくらいかかるの？　一〇分とか三〇分とか。〉「三〇分ぐらい」〈三〇分ぐらいなの、それはつらいね（ねぎらい）。それはいつ頃から？〉「こっち（仮設住宅）に来てから」〈そうすると、もう〇カ月ぐらいなんだね。こんな日は、すっと眠れるっていうことある？〉（例外を尋ねる）「運動をいっぱいした日は眠れる」〈そうなんだ！　どんな活動だったか尋ねてもいい？〉〈運動できない日は、お布団のなかで、ぎゅーっと力をいれて、ふわーっと力を抜いてみたらどうかな？〉クラスで、眠りのためのリラックス法をやってみてもいいです。〈きっとすっと眠れるようになるからね。また話してくれるかな〉。なかなか眠れないのは、興奮して眠れないという反応（過覚醒）があるとみなければなりません。夜中に目がさめて眠れないのはこわい夢を見て目がさめていることがある（再体験）のだと解釈されます。

子どもが「カッとなってケンカしたり乱暴になってしまうことがある」という項目に「ある」とチェックしていて、教師からみてもそうであれば、

〈すごい、「ある」にチェックしているね。よく自分のことわかっているんだ〉と受け止めます。

いやなことを言われたりされたりすると、腹が立つ、怒りの感情が湧くことは当然のことだと、怒りの感情を認めてあげるメッセージを送りましょう。同時に、〈そりゃ腹が立つよね、そんなときは……〉と、殴る、壊すではなく、適切な行動がいろいろあることを伝えます。〈たとえば、「それはないだろう」といやなことを言った人には言葉で返す、言葉がみつからないときは、大きく息を吸ってゆっくりはく、体の力を少しぬく、その場を離れる、先生に言いに行く、といったことをするのはどうかな？〉

子どもが「あのことを思いだして、どきどきしたり、苦しくなったりする」に「ある」とチェックしていたら、「あのこと」の内容をすぐに聞くのはやめましょう。〈思いだして、どきどきしたり、苦しくなったりするんだね。よく「ある」にチェックしてくれたね〉と表現したことをねぎらいます。〈どきどきしたとき、こんなことをしたら、どきどきが小さくなったということあるかな？〉と子どもがどうストレスに対処しているかを尋ね、工夫していることがあれば、ほめて、ねぎらいます。もし、全く出てこなければ、落ち着くためのリラックスを提案してみても良いでしょう。「思いだしてどきどきする」という回答には、まず、どきどきをコントロールすることを身につける、つぎに、辛い体験を少しずつお話しすると良いことを伝えます。ただ、お話しすることを急がないこと、自分のペースを大事にすることも伝えます。

「再体験」「回避・麻痺」「マイナスの考え」の項目の複数に「ある」とチェックしている児童・生徒には、〈このなかで、どれが（反応が）小さくなったらいいかな？〉と取り上げたい項目を尋ねましょう。

子どもが「本当のことと思えない、涙がでない、話すことをさける」（回避や麻痺）という項目に「ある」とチェックしていたら、学校生活でがんばっていることをねぎらいます。話したくないというのは心を守っているのだということを伝えたうえで、少しずつチャレンジする方が良いことを伝えます。〈そうだよね、話したくないって思うよね。自分のペースでいいので、少しずつチャレンジするといいと思うよ〉と伝えます。この回避・麻痺への対応はとても難しいです。家族が亡くなっているときには、この回避・麻痺が強く表れることが多く、表面的には元気そうに見えても、生活することにすごくエネルギーを使っています。

子どもが「自分が悪かったと責めてしまう」にチェックしていたら、〈「自分が悪かった」に、チェックしてくれているけど、もしよかったら、どんなことか話してくれるかな?〉と問いかけます。災害にともなうことでないこと、友だちとケンカして自分が悪かったと思っている、宿題してなくて自分が悪かったと思っている場合は、〈ちゃんと反省しているのは、すごいよ。次は、○○できたらいいね〉とねぎらいます。災害にともなうことで、自分を責めていることがわかったら、十分に話を聴いてあげたあとに、〈自分が悪かったって思わなくていいんだよ〉と伝えます。強いストレス反応を小さくできない要因は、自責感と強い回避だと言われています。急がずに、ゆっくりと、それらの反応を収めていきましょう。担任ひとりで抱えないで、保健の先生、副校長先生、スクールカウンセラーの先生とともに支えましょう。

児童・生徒が泣きだしたときの対応として、〈先生がなにか辛くさせることをいったのかな?〉〈辛いことを思いだして悲しくなったね。思いっきり泣いていいんだよ。よくがんばってきたね〉とねぎらい、辛い気持ちを分かち合うことが回復につながります。

生活体験の表現

被災体験の表現は、自然な表現活動のなかで展開されるのが良いです。学校では子どもたちは表現活動に日常的に取り組んでいます。「せんせいあのね」「三分作文」「壁新聞」などです。災害前から行っていた表現活動を、災害後もいつもどおりに行うことが大切です。

阪神・淡路大震災のあと芦屋市の瀧之内秀都教諭は、毎日の「終わりの会」で児童が三分間で自由に文を書く「三分作文」を実施しました。学校再開直後に、震災体験を書いた児童はいなかったそうです。転校していった友だちのことについて書かれた作文が多かったようです。やがて学校再開から一カ月ぐらいして、震災の当時のことが書かれるようになりました。瀧之内教諭はそれぞれ児童の了解を得て、みんなの前で発表してもらいました。発表を聴きながら、瀧之内教諭も一緒に涙を流したそうです。

被災体験の表現

辛い体験から自己回復し成長する人とＰＴＳＤなどのストレス障害になる人の二極化の要因をもう一度おさらいしておきます。ストレス障害のリスク要因は自責感情と強い回避ですが、それを維持してしまう要因は、被災体験を自分の心の中に封じ込めて誰にも言わないということでした。拉致監禁やレイプの被害者にＰＴＳＤの有病率が高いことは他者に語りがたい体験であるためです。では、被災体験を語ることや表現することが回復の必要十分条件かというとそうではありません。被災体験を全く語らなくても日常生活を健康に送っている人がいるかもしれません。一方、被災体験を語ったところ、人からその表現を軽く扱われたり、批判されたりして、さらに傷ついてしまうことがあるかもしれません。

ここで、悲惨な体験をしたあとのリスク要因と、逆に体験から回復し成長するためのパワー要因を列挙してみましょう。

【ストレス障害をもたらすリスク要因】

① 「あのとき……しておけば」と自分を責め

るメッセージをもっている。

②安全な刺激であっても危険だと感じてしまっている。もしもまた大変なことが起こったらどうしようといつも不安になっている。

③思いだすきっかけ(トリガー)に触れたとき、強い心身反応(ドキドキ・発汗・頭痛や腹痛など)が起こってしまう。

④あの体験のあと、うきうきしていた自分、何も感じられない自分、こわい夢をみる自分などは、おかしな自分だと感じている。

⑤ひとりぼっちで誰も助けてくれない、どんなにがんばっても意味がない、と感じている。

【成長のためのパワー要因】

①あのなかで「自分はよくがんばった」などポジティブなメッセージをもっている。

②安全な刺激と危険な刺激を区別できる。もしもまた大変なことが起こっても、対処できるという自信がある。

③あの体験を距離をもって冷静に受けとめることができ、かつ悲しみや怒りなどの感情を受けいれてコントロールできる。

④あの体験のあと、心とからだにさまざまな変化が起こることは自然であると知っており、適切なセルフケアの方法も知っている。

⑤自分が生きている世界には信頼できる人がいて、人との絆が力になると感じている。

パワー要因とは、強いストレスに対処できるという実感を構成する要因です。リスク要因を抱えているとき、それを克服し、パワー要因に変えていける援助が行われてはじめて、被災体験の表現に命の息吹が吹き込まれます。そのためになにが必要でしょうか。それは、その表現のメッセージを受けとった人すべてが、すべての表現にねぎらいのメッセージを送ることです。そして、そのメッセージからわき上がる気持ちを素直に言葉にすることです。それが、リスクを克服してパワーに変えていくための応援です。

被災地の学校では六カ月が経過したとき、この大災害の体験を語り継ぎたい、と教師たちが強く思うようになりました。一九六〇年のチリ地震の大津波によって児童が亡くなった大船渡小学校では、毎年、その津波のあとに書かれた「黒い海」という児童の作文を教材に、津波の怖さを学んできました。ですから、校庭に津波が押し寄せても児童は山に駆け上がり、全員助かったのです。五月から六週間、学校支援カウンセラーとして活動した兵庫教育大学チームは、被災体験を表現する授業の指導案づくりを求められました。

その指導案を、植松秋さんに読んでもらいました。植松さんは中学一年のとき、阪神・淡路大震災で中三の姉を亡くし、一〇年後大学生のときにPTSDになり苦しい思いをしました。しかし、カウンセリングと周りのサポートで回復し、兵庫教育大学大学院で臨床心理学を学び、臨床心理士になりました。

植松さんが、体験を表現することについて、自らの体験をもとにメッセージをくれました。

私は震災直後にお礼の手紙を書きました。自分のために書いたというよりは、必要があって書いたので、それについて家族で話したり、表現の大切さについて考えたりしたことはありませんでした。自分の心身健康の役に立ったかというと、そうは思えません。その後、体験を表現する機会は特にありませんでした。それは自分自身が強く回避していたことと、少しずつチャレンジする機会がなかったことが原因だと思います。体験を表現することは辛いことですが、ちょっとずつ背中を押してくれると、チャレンジできると思います。そしてそれは長期的に見て心のケアにとても役立つと思います。ショッキングな映像を見ることや、心の準備ができていない状態で急にいろいろと聞かれることは、辛いことですが、安全で守られた環境で表現することはとても大切であることを震災から一〇年目に知りました。自分に一番適した時期と、方法を見つけられるとよいと思います。

津波で学校が倒壊した釜石市立釜石東中学二年生が災害の二カ月後に書き綴った作文集から一部抜粋します。名前を記すことの許可を得ています。

親に会えたのは三日目、会えて安心しました。その間の助けとなったのは支援物資。たぶん支援物資がなければ僕はこの作文を書いていなかったと思います。（山崎和真）／一ヶ月前の私は、何もすることがなくただただ時間をむだにしていました。災害のせいにしてばかりいました。でも今は、着実に前へ前へ進んでいる気がします。……阪神から物資が来たとき、泣きそうになりました。前の自分が恥ずかしくなりました。本当にありがとう。（佐々美波）／家やアルバムなど大切な物をみんな奪われてしまいました。……被災したことを忘れろという人もいれば、忘れるなという人もいます。でも僕は、忘れない方がいいと思います。……がんばりたいことは、部活と勉強と、そして、防災です。勉強では、思い通りにできないけど、この状況にも負けずにがんばって成績を上げていきたいです。防災では、……また地震が起きてもいいようにしっかりとした対応ができるようにがんばりたいです。（今出優斗）／ある日、がれきまみれの自宅を見に行きました。何もすることができず、避難先へ戻りました。最初のころはすっかり絶望して生きた心地はしませんでした。でも、残っていた、助かったものは、一つだけあります。それは自分の命です。「命があれば再スタートできる。あきらめなければ絶対に‼」強く思いました。（川崎浩長）／私は、震災前まで勉強をするのがあまり好きではありませんでした。震災があったからこそ自分自身の生活を見直せたし、勉強することがありがたいことだと知りました。（山崎多恵）／私たちは、一時避難した所から、ケアセンターのところへ、小学生の手をとり一緒に走りました。手を引いた子どもは、「ありがとう」といってくれました。……生きていることと人のありがたみを感じ生きていきたいです。（浦島杏奈）

これらの作文を読むと、災害後の無力感や絶望を抱きながら、多くの人の応援の中ですさまじく成長していく姿に感動します。大人は子どもを弱い傷つきやすい存在としてのみとらえるのではなく、成長する存在としてとらえることが必要です。子どもたちの語りは、次世代の命を守る語り継ぐ防災教育へとつながっていくでしょう。

そして被災体験の表現は、「落ち着いてあのことと距離をとり、向き合うことができること」、「表現されたことを批判されずに思いを受けとめてもらい、気持ちを分かち合うこと」、「少しずつ向き合い、慣れていくこと」、「自責感などマイナスの考えを変えていけること」、「心に閉じ込めていた思いをはき出すこと」の五つの体験を全てともなうことで、障害化することを防ぎ、成長への大きな力になることを知っておくことが大切だと思います。

6章　未来に向かってつなぐ

災害で家族を亡くした子どもは、悲しみを表情や行動にださずに、がんばり続けることが多いです。地震ごっこ・津波ごっこができるのは家族の喪失をともなわないトラウマを経験した子どもであり、家族を喪失した子どもは、回避・麻痺が強くあらわれやすいのです。そして、亡くなった、または行方不明の〝お母(父)さん・きょうだい〟の話題を避けるようになります。日常生活をがんばりはじめても、そのような話題が友だち同士ではじまると、いたたまれなくなり、すーっとその場を離れたくなります。

再体験反応は、ある意味、表出しているので、他者が支援しやすいのですが、回避・麻痺は、そのことを話題にできないので、トラウマについての心理教育すら行うのが難しくなります。教師にとって大切なことは、子どもの日常のがんばりや、もしくはがんばれないことをきちんと認めてあげて、子どもとの信頼関係をしっかり築くことです。そして、教師や身近な大人たちは子どもが心の中に押し込めた悲しみや怒りをいつも察して受けとめるという姿勢が必要です。日常の活動ががんばれなくなり、身体症状を訴えて保健室に行く、成績が落ちる、非行に走る、そういった変化を心の叫びとして受けとめることです。また、そういった生活障害に至る前に、心とからだの健康観察アンケートで、自責感や悪夢などに「ある」と回答していれば、個別面談でそのことについて話題にしてほしいのです。眠りづらくなっていたり、勉強への集中が難しくなっているといった反応に、耳を傾け、まずは、眠りのための工夫や集中するための工夫をいっしょに考えます。また、衝動的行動や非行傾向を示すようなら、そのことで怒りと悲しみを表現する機会だととらえてください。

悼むことの大切さ——服喪追悼

　級友が亡くなったとき、その子どもの机をどうすればいいのか、教室に飾っている作文や絵をどのようにすればいいのか、追悼の会（お別れの会、偲ぶ会）はどうすればいいのか、と教師は悩みます。亡くなった子どもの机に置かれた花を見ては涙が流れ、授業をすることが苦しくなるからです。そのため阪神・淡路大震災後も、毎年追悼の会を行ってきた学校と、行わなかった学校に二分されました。追悼の会を行った学校では、それを契機に子どもたちが落ち着いていったようです。一方で、追悼の会の前に体調を崩したり不安定になる子どもがいるので、年々実施を縮小していった学校も多かったようです。

　私は災害・事件・事故で級友を亡くした学校で心理支援をするとき、「悲しむときと楽しむとき・がんばるときを切りわけて前に進んでいこう」というメッセージを送るようにしています。追悼の会の企画は、亡くなった子のご遺族と接触する機会にもなります。ご遺族がすぐにカウンセリングを希望することは稀ですが、追悼の会についての打ち合わせを拒むことは少ないのです。追悼の会では、級友からのメッセージが手向《たむ》けられ、そのメッセージはご遺族にとって宝物になります。親が知らなかった子どもの学校生活が描かれており、そのメッセージによって涙がとめどなくあふれますが、泣き尽くしたら少し元気が湧いてくると言われるご遺族の方が多いです。このかかわりは、心のケアの専門家はできないことであり、その後のご遺族の生きる力へとつながっていきます。

　私は小学生が何者かに殺害された事件後の心のケアに携わったとき、亡くなった女児と大の仲良しだった女児とのカウンセリングで、心理学者パルマーが作った詩「泣こう」（パット・パルマー、一九九四)の一部を朗読しました。女児は涙をいっぱい浮かべて、「いなくてもずっと友だち」と語りました。その友だちからのメッセージは、遺された家族に生きる力を与えていきました。

また、ある災害で、クラスの子どもが亡くなりました。一カ月後に、その子と仲良しだった子どもがとても乱暴になってしまいました。担任の先生は、学期末になったので、亡くなった友だちを思う会をクラスで行うことにしました。そして、お友だちにみんなでお手紙を書くことにしました。その子との楽しい思い出を書いた子、一緒にサッカーをしている絵を描いた子、思い出を語りはじめるとみんな大声で泣きはじめました。そして、その会が終わってから、それまでイライラして乱暴だった子どもたちがすっかり落ち着いていきました。

転校生への心のケア

被災地から転校した子どもは瓦礫や破壊された街を見ないで生活できるので、大人からすれば、「もう安心」と思いがちです。ところが、あのこわい体験を分かち合う仲間が身近にいないので、結果として「あの体験」を心に封印してしまうのです。また、なにげない言葉や刺激に、強い心身反応が起きることがあります。そのことを周りの人が理解できないと、さらに傷ついてしまいます。阪神・淡路大震災のあと、転校先の学校で、震災体験を発表するように指導され、がんばって発表したものの、興味本位でいろいろな質問を友だちから浴びせられ、さらに傷ついたということも報告されています。転校生の二次被害を防ぐためにも、こころのサポート授業を全国でやらなければならないと思います。ところがわが国にはこころのサポート授業を体系的に行うシステムがありません。

心の健康教育の制度化を

二〇一〇年一二月に兵庫県心の教育総合センタ

ーは、兵庫県下の小中高・特別支援学校全校に心の教育の実態調査を行いました。その結果、心の教育の活動として、動植物の死について話し合う、自分の成長を振り返るなどの「命の教育」、ストレスマネジメント・自殺予防などの「心の健康教育」にまとめられ、命の教育は不登校の抑止、心の健康教育は暴力やいじめの抑止と関係があることがわかりました。学校での実施率は、「命の教育」は高かったのですが、「心の健康教育」は低くとどまりました。しかしこれから必要な心の教育は、との設問には「スクールカウンセラーと共同で行う心の健康教育」との回答が最も多かったのです。ストレスを学ぶ授業などを教育現場は求めているのですが、わが国では体系的に心の健康教育が位置づけられていません。子どもたちは親からの暴力や犯罪、いじめにあっているかもしれません。被災地の学校はもちろん、全国すべての学校で心の健康教育が実施できるよう、国の教育政策として実現することが、子どもたちの心を守ることになると思います。

子どもとかかわる大人を支える

子どもが強いストレスを抱えているとき、多くは保護者もストレスを抱えています。そのため保護者に対しても災害ストレスの対処法を教えることが必要です。

保護者からみた子どものストレスアンケートを実施したとき、記載されているストレスとその対応は大人にもあてはまると伝えます。悪夢やフラッシュバックや回避や自責感は子どもも大人も抱えるものです。退行は子どもだけの反応ではなく、大人にも起こりうるのです。阪神・淡路大震災で被災したある人が、「子どもの心のケアのリーフレットを読んではっとしました。昔はギャンブルが好きでよくやっていたのですが、もう一〇年以上前にやめていたのです。でも震災のあと、無性にやりたくなりまたやりはじめたのです。でも、「退行」という項目を見て、これだと思いました。

それでやめることができました」といわれました。心身反応の意味とその対応を保護者に学んでもらうことは、大人がストレス障害やギャンブル依存やアルコール依存にならず震災を乗り越えることができる大きな力になると思います。また、子どもの心のケアのための保護者研修会をスクールカウンセラーを講師に行ってもいいでしょう。しかし、災害から半年、一年と経過すると「災害による心のケア」の研修会を保護者は希望しなくなります。むしろ子育てや日常のストレスとどうつき合うかといった研修会のなかで、災害ストレスについて取り上げた方がいいでしょう。

子どもは傷つきやすい存在であるとよくいわれますが、子どもには未来があり、回復する力も非常に強いです。一方、大人はこれまで築いてきたものを全て失ってしまっているので、その打撃ははかりしれません。阪神・淡路大震災では、震災トラウマにより個別に配慮を要する児童・生徒は年々減っていきましたが、震災後の親の離職や離婚などを要因とする家庭ストレスにより個別に配慮を要する児童・生徒は震災から五年間増加していったのです。そのため経済状況の改善と大人の心のケアが必要です。学校で二人一組になってするる絆のワークやペアのリラクセーションを行うと、「お家の人にもやってあげたい」と感想を書く子どももいます。子どもが心のケアを学んで親に伝えることもよい工夫かもしれません。ある学校では、保護者参観日に、大震災にともなう体験の表現やリラックス法などのこころのサポート授業を実施し、保護者に心のケアについて伝える試みをしていました。このように保護者が心のケアのあり方を正しく学ぶ機会を学校で多く設けると良いと思います。

また、支援している教師やカウンセラーへの支援も必要です。特に被災地の教師は自ら被災しています。大災害から一年はあっという間にそして長い一年が過ぎてゆきます。身体の疲れを感じる間もなく走り続けると思います。そこで身体の疲れをとるシステムとともに仲間が支え合うシステムが重要です。

阪神・淡路大震災当時、スクールカウンセラーに教師自身が相談してくださいと教育委員会が通知をだしても相談を申し出る教師はほとんどなかったようです。しかし、子どもの相談を受けているうちに、教師自身の相談に自然に移っていたことはたくさんありました。災害から数カ月間は、誰もが走り続けており、休むことが申し訳ないと思ってしまいます。しかし、教師が疲労で倒れてしまっては、子どもたちにとっても良いことではありません。がんばるために休むことを組織として提案する必要があります。これはなにも教師だけでなく、大人すべてに当てはまることです。また、研修を温泉地で行うなど、自然な語らいができるような工夫も必要です。

私は「どうやってあなた自身の心のケアをしているのですか？」とよく尋ねられます。災害で最愛の家族を亡くした人の話を聴くと涙があふれてきます。私が心がけていることは、その時泣き崩れないということです。凛と背を立てて頬に流れる涙を感じながら、相手の話に耳を傾けます。聴き手が泣き崩れてしまうと、もうそれ以上話せなくなるとご遺族の方はいわれます。阪神・淡路大震災以来、継続して災害・事件後の心のケアに携わってこられたのは、①被災された人の役に立つかかわりができること、②よき仲間のサポート、の二つがあったことにつきます。おそらく被災地の教師も同じではないでしょうか。子どもたちに役に立つかかわりができれば、どんな疲れもとれていくのではないでしょうか。傷ついた子どもたちが教師のかかわりを通して日々成長していく姿に最も癒やされるのだと思います。もう一つは仲間のサポートです。家族のサポート、同じ仕事を持つ人のサポート、異なる仕事を持つ人のサポート、さまざまなサポートが勇気を与えます。

一方で、仲間による心ない言動によって傷つくことがあります。みんな、どこにも向けようのない怒りを抱えてしまいます。実は仲間による心ない言動が最もダメージを与えるのです。私は怒りをぶつけられたとき、怒りで対抗しないように心がけてきました。それはがまんすることではありません。何がこの人を怒らせているのか、冷静に考えます。しかし、怒りをぶつけられ、全く動揺しないということはありません。その動揺をおさめるために私が拠り所にしているのは、被災している子どもたちにとって今どう対応することが望ましいかというただ一点です。そして大切なことは、ふだんの交流です。阪神・淡路大震災から五年後に、災害や事件や虐待のトラウマの臨床と研究を深める日本トラウマティックストレス学会が設立され、医師や心理士などが毎年交流してきました。同時期に日本ストレスマネジメント学会が設立され、よりよいストレス対処についての研究と実践の交流がなされてきました。また、ＪＩＣＡ《ジャイカ》四川大地震こころのケア人材育成プロジェクトが二〇〇六年六月から五年間実施されていますが、そのプロジェクトで一緒に仕事をした人たちとの交流がこの大災害での仲間の連携に大きな力となりました。

また、私個人の対応としては、動作法によるセルフケアを心がけています。からだが楽になると気持ちにもゆとりができます。そして、しっかりとからだの軸を立てて落ち着いて対処することを心がけます。さらに、私の疲れと怒りをやわらげる力となっているのが家族です。日ごろからの家族とのよいかかわりは、どんなつらいことも乗り越えるエネルギーとなります。

子どもとかかわる大人を支えるためには、がんばっている人、よい取り組みをしている人を応援することです。私たちの活動がインドネシアや中国で受けいれられたのは、私たちの方法を押しつけたりしないで、その地でがんばっている人をねぎらい、応援する姿勢を貫いたからだと思います。いつも身近にいる保護者を教師が支え、教師をカウンセラーが支え、被災地の教師やカウンセラーを全国のみんなが支える、そういったシステムが大災害を乗り越える力になります。

　災害は、これまで何となくやり過ごしてきた曖昧な自分自身の態度や生き方を明確にしてしまいます。災害は、限りなく深い悲しみと苦しみをもたらします。しかし、その悲しみと苦しみをエネルギーにして、新しい科学や文化や芸術が生まれることがあります。そして何より悲しみと苦しみを分かち合う中で生まれた絆は、新しい世界をつくっていく力になります。無念にも災害で人生を閉じざるえなかった多くの人たちの声を、遺された人たちに寄り添い聴き続け、次世代の命を守る力にすることこそ私たちの使命だと思います。

＊　＊　＊

【文献一覧】

リチャード・S・ラザルス、スーザン・フォルクマン／本明寛、春木豊、織田正美監訳『ストレスの心理学——認知的評価と対処の研究』、実務教育出版、一九九一年（Lazarus, Richard S. & Folkman, Susan. *Stress, appraisal, and coping*, Springer Publishing Company, 1984)

成瀬悟策『動作療法——まったく新しい心理治療の理論と方法』、誠信書房、二〇〇〇年

パット・パルマー／仁科幸子画／Disk Potato House 訳『泣こう』、径書房、一九九八年(Palmer, Pat. "*I wish I could hold your hand...*": *A child's guide to grief and loss.* Impact Publishers, 1994)

竹中晃二・冨永良喜編『日常生活・災害ストレスマネジメント教育　教師とカウンセラーのためのガイドブック』、サンライフ企画、二〇一一年

冨永良喜・山中寛『動作とイメージによる　ストレスマネジメント教育・展開編』、北大路書房、一九九九年

とみながよしき作／しむらはるの絵『かばくんのきもち——絵本で学ぶストレスマネジメント①』、遠見書房、二〇一一年

冨永良喜「ストレスマネジメント技法」、杉村省吾ほか編『トラウマとPTSDの心理援助——心の傷に寄りそって』、金剛出版、二〇〇九年

山中寛・冨永良喜編『動作とイメージによる　ストレスマネジメント教育・基礎編』、北大路書房、二〇〇〇年

冨永良喜

1952年生まれ．兵庫教育大学大学院教授，臨床心理士．専門は臨床心理学．

九州大学大学院教育学研究科博士課程単位取得退学．

著書に，『イメージと動作による ストレスマネジメント教育／基礎編・展開編』(北大路書房，山中寛氏との共編)『日常生活・災害ストレスマネジメント教育――教師とカウンセラーのためのガイドブック』(サンライフ企画，竹中晃二氏との共編)『トラウマとPTSDの心理援助――心の傷に寄り添って』(金剛出版，杉村省吾氏らとの共編)『かばくんのきもち――絵本で学ぶストレスマネジメント①』(遠見書房)など．

大災害と子どもの心――どう向き合い支えるか　　岩波ブックレット 829

2012年2月7日　第1刷発行
2014年9月5日　第2刷発行

著　者　冨永良喜《とみながよしき》

発行者　岡本　厚

発行所　株式会社 岩波書店
〒101-8002 東京都千代田区一ツ橋2-5-5
電話案内 03-5210-4000　販売部 03-5210-4111
ブックレット編集部 03-5210-4069
http://www.iwanami.co.jp/hensyu/booklet/

印刷・製本　法令印刷　　装丁　副田高行　　表紙イラスト　藤原ヒロコ

ISBN 978-4-00-270829-4　　Printed in Japan